Dipak Patil

# Lesões pigmentadas da cavidade oral

Dipak Patil

# Lesões pigmentadas da cavidade oral

ScienciaScripts

**Imprint**

Any brand names and product names mentioned in this book are subject to trademark, brand or patent protection and are trademarks or registered trademarks of their respective holders. The use of brand names, product names, common names, trade names, product descriptions etc. even without a particular marking in this work is in no way to be construed to mean that such names may be regarded as unrestricted in respect of trademark and brand protection legislation and could thus be used by anyone.

Cover image: www.ingimage.com

This book is a translation from the original published under ISBN 978-3-659-78212-1.

Publisher:
Sciencia Scripts
is a trademark of
Dodo Books Indian Ocean Ltd. and OmniScriptum S.R.L publishing group

120 High Road, East Finchley, London, N2 9ED, United Kingdom
Str. Armeneasca 28/1, office 1, Chisinau MD-2012, Republic of Moldova, Europe
Printed at: see last page
**ISBN: 978-620-8-18397-4**

# ÍNDICE DE CONTEÚDOS:

# CAPÍTULO 1

## Introdução

A mucosa oral humana não é uniformemente colorida. Podem ser observados vários graus de variação cromática em condições fisiológicas e patológicas.

O termo "pigmento" é definido como "substância que ocorre na matéria viva, que absorve a luz visível". e o processo de pigmentação é definido como "o processo de descoloração da mucosa oral ou da gengiva devido a uma grande variedade de lesões e condições" e o termo mucosa da cabeça e do pescoço pode ser aplicado a uma série de entidades causadas pela acumulação de um ou mais pigmentos e que apresentam uma alteração na cor do tecido.[1]

Os subsítios orais normais são caracterizados por cores estruturais diferentes, dependendo do grau de queratinização, do número e da atividade melanogénica dos melanócitos, da vascularização e do tipo de tecido submucoso (músculo, osso, cartilagem).

A cor fisiológica da mucosa oral varia assim entre o branco e o vermelho-púrpura. Nas pessoas de pele clara, enquanto que a cor uniformemente preta a castanha da gengiva e da mucosa bucal e dos lábios é caraterística das pessoas de pele escura.[2]

No decurso da doença, os tecidos da mucosa podem assumir uma variedade de descolorações. Os processos de doença podem culminar na formação de pseudomembranas, no aumento da queratinização ou no aumento da vascularização. Embora existam muitas substâncias bioquímicas e produtos metabólicos que são pigmentados, apenas alguns se depositam nos tecidos moles orais, embora alguns se acumulem na dentina em desenvolvimento durante a odontogénese (por exemplo, bilirrubina, porfirinas e hemossiderina).

As descolorações azuis, castanhas e pretas constituem as lesões pigmentadas comuns da mucosa oral e estas alterações de cor podem ser atribuídas à deposição de pigmentos endógenos ou exógenos.

Existem cinco pigmentos que contribuem para a cor normal da pele e das mucosas.

1. Melanina
2. Carotenóides
3. Hemoglobina reduzida
4. Oxi-hemoglobina
5. melanóide

A distribuição destes vários pigmentos na mucosa oral é bastante variável, indo desde uma mácula focal até amplas tumefacções difusas. As variações na pigmentação oral normal podem ocorrer devido a factores genéticos, desequilíbrios hormonais e efeitos secundários de medicamentos. Os pigmentos associados à descoloração da mucosa podem ser subclassificados em endógenos (por exemplo, melanina e pigmentos relacionados com o sangue) e exógenos (por exemplo, metais, pigmentos relacionados com medicamentos).[3]

As lesões associadas à melanina representam os pigmentos mais comuns e incluem tanto entidades benignas como o melanoma da mucosa, uma neoplasia extremamente agressiva. Com exceção de vários estudos sobre melanomas sinunasais, faríngeos e conjuntivais, a maior parte das análises sobre lesões pigmentadas da mucosa da cabeça e do pescoço relatadas na literatura centra-se na cavidade oral.[4]

A coloração específica, a tonalidade, a localização, a multiplicidade, o tamanho e a configuração das lesões pigmentadas são importantes para o diagnóstico. A mucosa oral saudável é normalmente de vários tons de vermelho. Quando o doente ou o médico observam áreas de pigmentação, existe frequentemente um elemento de preocupação acrescida.

Atualmente, a população está mais informada sobre o potencial maligno das lesões pigmentadas e esta consciência pode levar muitos a consultar um dermatologista para avaliar lesões cutâneas e, do mesmo modo, o doente pode notar uma área de pigmentação aumentada na cavidade oral e procurar a avaliação de um dentista. A gama de diagnósticos estende-se desde a variação da pigmentação fisiológica até às neoplasias benignas e malignas. A ansiedade do doente pode ser maior porque quase toda a gente conhece alguém a quem foi diagnosticado cancro.[4]

Os médicos devem avaliar e diagnosticar todas as alterações nos pigmentos, por exemplo: os dentistas observam tatuagens de amálgama numa percentagem relativamente elevada de doentes que fizeram restaurações de amálgama. Raramente informam os seus pacientes desta ocorrência ou documentam os resultados do exame clínico. Recentemente, com a facilidade da fotografia digital, é aconselhável documentar até mesmo alterações subtis da mucosa oral num registo dentário eletrónico.[5]

O diagnóstico diferencial da lesão pode ser longo, particularmente quando a pigmentação é macular e difusa ou multifocal. Embora a biópsia seja uma ajuda útil para o diagnóstico de uma lesão local, a lesão mais difusa requer uma história e estudos laboratoriais exaustivos para se chegar a um diagnóstico definitivo.

Recentemente, estão a surgir alguns métodos de diagnóstico avançados; a era de confiar inteiramente no exame de secções de tecido coradas por métodos histoquímicos está a ser gradualmente substituída por técnicas imunológicas avançadas que aumentam o diagnóstico e a classificação da doença.[4]

É importante salientar que a imunohistoquímica se tornou um instrumento poderoso no arsenal do patologista. Proporciona uma vantagem significativa no diagnóstico de lesões e tumores pigmentados difíceis e equivalentes. A imuno-histoquímica também proporcionou uma visão da histo-patogénese do tumor e contribuiu para uma determinação mais precisa do doente.[6]

O tratamento da lesão pigmentada varia consoante o diagnóstico, desde o extremo da tranquilização do doente até à excisão cirúrgica radical. Esta dissertação da biblioteca delineou os factores que ajudarão o clínico a diagnosticar diferencialmente as lesões pigmentadas da cavidade oral. O diagnóstico de lesões pigmentadas dos tecidos orais e peri-orais é um desafio e, apenas por razões clínicas, permanece "provisório". Assim, esta revisão também inclui o "diagnóstico definitivo através da avaliação histopatológica".

## Pigmentos:

Os pigmentos são as substâncias coloridas presentes na maioria das formas vivas, incluindo os seres humanos, e estão amplamente distribuídos no nosso ambiente, quer como poluentes quer como artefactos de práticas culturais como fumar tabaco e tatuar a pele .[9]

Pigmentos corporais normais:-

Os pigmentos corporais normais são o grupo heterogéneo de substâncias que conferem cor aos tecidos ou fluidos corporais que os transportam.

Pigmentação anormal:

A pigmentação anormal pode ser devida a:

- ➢ Excesso de pigmentos normais.
- ➢ Diminuição dos pigmentos normais.
- ➢ Presença de pigmentos normais em locais anormais.
- ➢ Presença de pigmentos em estado anormal.

# CAPÍTULO 2

CLASSIFICAÇÃO N.º: I. [5]

| Hemoglobin (red) | Bile pigments (greenish yellow) | Melanin (yellowish brown) | Lipochromes (yellow) |
|---|---|---|---|
| In erythroid cells | In bile | In skin, mucosae near Mucocutaneous jun., Hair, choroid of eye, Substantia nigra, Leptomeninges & Adrenal medulla. | In fat, Adrenal cortex interstitial cells of ovary & testes, corpus leuteum & epi. of seminal vesicles |

## **CLASSIFICAÇÃO: II.** [3]

Pigmentos em estado anormal:

1) Endógeno

➤ MELANINA: pigmento de melanina da ocronose.

➤ DERIVADOS DA HEMOGLOBINA :

- Bilirrubina

- Hematoidina

- Hemossiderina

- Hematina

- Hemozoína

- Porfirinas.

➤ PIGMENTOS DE LIPO:

- Ceroides

- Lipofuscinas

- Hemofuscinas

2) Exógena

- Introduzido através da pele, do trato gastrointestinal e do trato respiratório.

- Poeira mineral: prata, ouro, chumbo, mercúrio e bismuto (devido a envenenamento)

- Pigmentos antracoticos

- Pigmentos sideróticos

- Introdução durante a tatuagem de corantes e pigmentos orgânicos.

## CLASSIFICAÇÃO: III [6]

Os pigmentos são geralmente classificados em duas grandes categorias:

A] Pigmentos endógenos

Estes pigmentos são constituintes normais das células e dos tecidos, por exemplo

- Pigmentos derivados da tirosina e do triptofano, como a melanina

- Substância Argentaffin

- Adrenocromos
- Hemoproteínas que incluem
    1. Porfirinas
    2. Hemoglobina
    3. Hemossiderina (ferritina)
    4. Pigmentos ricos em lípidos, como a lipofuscina e o ceroide.

B]   Pigmentos exógenos

Estes são introduzidos no corpo, tais como

- Pigmentos antracoticos
- poeiras minerais contendo sílica e óxidos de ferro
- sais de ferro, chumbo e sílica injetados
- Vários pigmentos que são utilizados em tatuagens da pele.

## CLASSIFICAÇÃO: IV

Os pigmentos podem ser classificados nas seguintes categorias:

1. PIGMENTOS ENDÓGENOS

Estas substâncias são produzidas nos tecidos e têm uma função fisiológica, ou são subprodutos de um processo metabólico normal. Podem ainda ser divididas em

A]   Pigmentos hematogénicos (derivados do sangue)

- Hemossiderinas
- Hemoglobina
- Pigmentos biliares
- Porfirinas

B]   Pigmentos não hematogénicos

- Melaninas
- Lipofuscinas
- Pseudomelanose (melanose coli)
- Pigmento Dubin-Johnson.
- Lipofuscinas de tipo ceroide
- Corpos Hamazaki - Weisenberg.

C]   Minerais endógenos.

- Ferro
- Cálcio
- Cobre
- Ácido úrico e uratos.

2. PIGMENTOS PARA ARTEFACTOS

Este grupo de pigmentos inclui:

- Formalina
- Malária

- Esquistossoma
- Mercúrio
- Óxido crómico

Trata-se de depósitos de material produzido artisticamente, causados por interações entre certos componentes dos tecidos e algumas substâncias químicas, como o fixador formalina. Alguns destes pigmentos, por exemplo, a formalina e a malária, são por vezes classificados como uma subdivisão dos pigmentos endógenos.

3. PIGMENTOS E MINERAIS EXÓGENOS:

Estas substâncias entram no organismo de forma acidental e não têm qualquer função fisiológica. A entrada é conseguida quer por inalação para os pulmões quer por implantação na pele. A maioria dos pigmentos exógenos são minerais, poucos dos quais são efetivamente pigmentados.

- Pigmento de tatuagem
- Tatuagem de amálgama
- Carbono
- Sílica
- Amianto
- Chumbo
- Berílio e alumínio
- Prata.[6]

# CAPÍTULO 3

## Procedimentos de investigação para a demonstração de vários pigmentos

<u>HAEMOSIDERINAS:</u>

Os pigmentos de hemossiderina são vistos como grânulos amarelos a castanhos e aparecem normalmente a nível intracelular. Contêm ferro sob a forma de hidróxido férrico que se encontra ligado a uma estrutura proteica e é facilmente desmascarado por vários produtos químicos. O ferro é um componente vital do corpo humano, uma vez que é um constituinte essencial da hemoglobina que transporta o oxigénio e que se encontra nos glóbulos vermelhos, onde reside 60% do conteúdo total de ferro do corpo. Também se encontra na mioglobina e em certas enzimas como a citocromo oxidase e a peroxidase.[8]

Demonstração de hemossiderina e ferro:

Nos tecidos não fixados, a hemossiderina é insolúvel em álcalis, mas livremente solúvel em soluções ácidas fortes; após fixação em formalina, é lentamente solúvel em ácidos diluídos, especialmente em ácidos oxálicos.

1] Reação do azul da Prússia de Perl para o ferro férrico (Perl 1867)9

Resultados - Ferro férrico - azul

Núcleos - vermelho

2] Método de Schmeltzer para o ferro ferroso e férrico (Schmeltzer 1933)

Resultados:

Ferro férrico e ferro ferroso - azul

Núcleos - vermelho

<u>HAEMOGLOBINA:</u>

> A hemoglobina é a proteína básica conjugada, responsável pelo transporte de oxigénio e dióxido de carbono na corrente sanguínea.

> É composto por uma proteína incolor, a globina, e por um componente pigmentar vermelho, o hémen. Quatro moléculas de hémen estão ligadas a cada molécula de globina.[10]

> O heme é composto por protoporfirina, uma substância formada por anéis de pirrol e combinada com ferro ferroso.

> Como a hemoglobina aparece normalmente nos glóbulos vermelhos, a sua demonstração histológica não é normalmente necessária. A necessidade de demonstrar o pigmento pode surgir em determinadas condições patológicas, como a presença de cilindros no lúmen dos túbulos renais, em casos de hemoglobinúria ou de glomerulonefrite ativa.[8]

Demonstração da hemoglobina:

Podem ser utilizados dois tipos de métodos de demonstração para corar a hemoglobina numa secção de tecido. O primeiro demonstra a enzima hemoglobina peroxidase. Esta atividade da peroxidase foi originalmente demonstrada pelos métodos da benzidina-nitroprussiato mas, devido à sua carcinogenecidade, estes métodos não são recomendados.

→ Lison (1938) introduziu o método do azul patenteado, que foi posteriormente modificado por Dunn e Thompson (1946)

→ Também foram utilizados métodos tintoriais para a demonstração da hemoglobina.

→ Utiliza-se a técnica do preto Amido (Puchtler e Sweat, 1962) e a técnica do vermelho Kiton - verde Amêndoa (Len drum 1949).

Método do azul de Leuco patenteado V para a hemoglobina (Dunn e Thompson 1946)-

Resultados:

Hemoglobina peroxidase (hemácias e neutrófilos) - azul escuro

Núcleos - Vermelho.[10]

<u>PIGMENTOS BILE:</u>

Os glóbulos vermelhos são degradados no sistema reticuloendotelial, quando atingem o fim da sua vida útil, normalmente após 120 dias. A hemoglobina é libertada após a rutura da membrana dos glóbulos vermelhos. A proteína, a globina e os componentes de ferro são libertados para reciclagem no organismo após a degradação da hemoglobina.

Depois de a porção de hemo ter sido separada da globina, o anel tetrapirrólico da molécula de hemo é clivado e aberto numa cadeia composta por quatro grupos pirrólicos ligados. Com a abertura do anel tetrapirrólico, o componente de ferro é removido para ser armazenado nos tecidos especializados no armazenamento de ferro. Este componente de ferro está agora livre para ser incorporado na molécula de hemoglobina durante a formação dos glóbulos vermelhos. O anel tetrapirrólico aberto que teve o seu componente de ferro removido é denominado Biliverdina.[8] Este resíduo forma-se nas células fagocíticas que povoam o sistema reticuloendotelial, nomeadamente na medula óssea. A biliverdina é transportada para o fígado, onde é reduzida para formar bilirrubina. A bilirrubina é um pigmento amarelo que não contém ferro, derivado do anel de porfirinas da fração heme da hemoglobina, em resultado da destruição dos glóbulos vermelhos pelo sistema reticuloendotelial. A bilirrubina é essencialmente insolúvel em água, mas após conjugação com o ácido glucurónico forma um composto solúvel em água, o bilirrubina-glucuronido.[6]

A bilirrubina circulante no plasma (o nível normal varia entre 0,1 e 0,8 mg/dl) é removida da albumina na superfície do hepatócito e subsequentemente ligada a duas proteínas citoplasmáticas, a ligandina e uma proteína de ligação aos ácidos gordos. O termo "pigmentos biliares" tem sido utilizado por muitos autores quando discutem as várias técnicas de coloração que podem ser utilizadas para demonstrar todos os pigmentos biliares. Ao utilizar esta terminologia, subentende-se que todos os pigmentos biliares reagem de forma idêntica, o que não é o caso.[10]

No grupo dos "pigmentos biliares" encontram-se a bilirrubina conjugada e não conjugada, a biliverdina e a hematoidina, todas elas quimicamente distintas e com propriedades físicas diferentes, nomeadamente no que se refere à sua solubilidade em água e em álcool. O exame microscópico de qualquer secção do fígado que contenha "pigmentos biliares" revelará quase certamente uma mistura de biliverdina e de bilirrubina conjugada e não conjugada.[8]

Numa secção do fígado corada com H&E, a bílis, se presente, é mais frequentemente observada nos hepatócitos, nas fases iniciais, como pequenos glóbulos castanho-amarelados e, posteriormente, nos canalículos biliares, como bastonetes ou glóbulos grandes, lisos e arredondados, por vezes referidos como "trombos biliares".[11]

9

Virchow (1847) descreveu pela primeira vez cristais extracelulares amarelo-acastanhados e massas amorfas em áreas hemorrágicas antigas, a que chamou hematoidina. Microscopicamente, a hematoidina aparece frequentemente como um pigmento amarelo brilhante em enfartes esplénicos antigos, onde contrasta bem com o cinzento pálido do tecido do enfarte. A hematoidina também pode ser encontrada em áreas hemorrágicas antigas no cérebro. A hematoidina está relacionada tanto com a bilirrubina como com a biliverdina, embora seja diferente destas tanto a nível morfológico como químico. Pensa-se que o hémen tenha sofrido uma alteração química nestas zonas, o que fez com que ficasse retido, impedindo assim o seu transporte para o fígado para ser transformado em bilirrubina.[8]

Demonstração dos pigmentos biliares e da hematoidina:

É muito importante distinguir o pigmento biliar da lipofuschina. Ambos aparecem com uma cor castanha-amarelada em secções de parafina coradas com H&E. Nestes casos, uma secção de parafina não corada ou uma secção congelada, ligeiramente corada com hematoxilina adequada (por exemplo, Mayers), será útil. Os pigmentos biliares não são autofluorescentes e não rodam o plano da luz polarizada (monorefringentes), enquanto a lipofuscina é autofluorescente. O método de rotina mais frequentemente utilizado para a demonstração dos pigmentos biliares é a técnica de Fouchet modificada (Hall 1960), na qual o pigmento é convertido na cor verde da biliverdina e na cor azul da colecianina pela ação oxidativa do cloreto férrico na presença de ácido tricloracético.[6]

A técnica de Fouchet é rápida e simples de executar e, quando contracolorada com a solução de Van Gieson, a cor verde é acentuada.

I] Técnica de Fouchet modificada para os pigmentos biliares hepáticos (Hall, 1960).[6]

Resultados:-

 Pigmentos biliares - verde esmeralda a azul

  Músculo - amarelo

  Colagénio - vermelho.

II] Técnica de Gmelin (Tiedermann e Gmelin, 1826).[9]

Resultados: - Os pigmentos biliares produzem gradualmente o seguinte espetro:

  Amarelo → Verde → Azul → Roxo → Vermelho.

<u>PIGMENTOS DE PORFIRINA</u>

Normalmente, estas substâncias só se encontram nos tecidos em pequenas quantidades. São consideradas precursoras da porção de hemo da hemoglobina. As porfírias são condições patológicas raras, que são perturbações da biossíntese das porfirinas e do heme.

Na protoporfiria eritropoética, o pigmento de porfirina pode ser visto como depósitos focais em secções do fígado. Em secções frescas congeladas, o pigmento aparece como um pigmento castanho-escuro denso que exibe uma fluorescência vermelha brilhante, mas que se desvanece rapidamente com a exposição à luz UV.[8]

Em secções de parafina - sob luz polarizada Os pigmentos aparecem em vermelho vivo com uma cruz de Malta escura localizada no centro.[6]

## 2. PIGMENTOS NÃO HEMATOGÉNICOS

MELANINAS:

A melanina é o principal fator determinante das diferenças na pele. A melanina é o pigmento castanho sintetizado pelos melanócitos a partir da tirosina. Nos seres humanos, a melanina tem uma função protetora. A pele do indivíduo adaptado a uma longa exposição à luz solar contém muito mais melanina do que a pele dos que vivem em latitudes setentrionais, onde essa exposição é muito menor. Acredita-se que este é um fator importante na incidência muito diferente de cancros da pele nestes dois grupos populacionais. O cancro da pele, que é praticamente desconhecido entre os negros, é uma neoplasia muito comum nos brancos de pele clara.[12]

Uma vez que as propriedades da melanina indicam que é um radical livre estável e que o seu teor de radicais livres aumenta após a exposição à radiação ultravioleta, pode proteger capturando os radicais livres nocivos formados pela ação dos raios ultravioleta na pele.

A cor da pele humana está relacionada com o número, tamanho, tipo e distribuição das partículas de pigmento citoplasmático chamadas melanossomas, que contêm um biocromo castanho, a melanina. As melaninas são organelos especializados que são produtos de glândulas exócrinas unicelulares, os melanócitos, que repousam na lâmina basal e projectam os seus dendritos na epiderme. Os melanócitos transferem o seu produto, os melanossomas, para as células de Malpighi (queratinócitos) e os melanossomas são distribuídos por toda a epiderme pelo movimento exterior dos queratinócitos.

A cor da pele atribuível à melanina não é visível a menos que a melanina entre nos queratinócitos a partir dos melanócitos nos quais é sintetizada. Na epiderme humana, cada melanócito está associado a cerca de 36 queratinócitos viáveis que transportam e, nalguns casos, degradam a melanina recebida dos melanócitos. Em conjunto, os melanócitos e os queratinócitos associados formam uma unidade de melanina epidérmica. A pele humana contém um grande número destas unidades e a sua cor é o impacto visual da melanina nelas contida.[13]

Componentes do sistema pigmentar da melanina:-

Melaninas:

— Eumelanina

— Feomelanina

— Neuromelanina

Ao microscópio ótico, a melanina apresenta-se como uma partícula preta ou castanha, mas nem todos os pigmentos pretos ou castanhos são melaninas - o citologista e o patologista nem sempre fazem essa distinção.

Eumelanina:-

As melaninas que variam entre o castanho e o preto são chamadas eumelanina e têm em comum as seguintes propriedades, para além da sua cor: um elevado peso molecular, uma natureza polimérica, insolubilidade em quase todos os solventes, resistência ao tratamento químico e uma estrutura química complicada e irregular que não é totalmente conhecida.

As melaninas animais diferem estruturalmente das das plantas, na medida em que um componente estrutural primário das primeiras é a 5, 6-quinona formada por ciclização da dopaquinona.

A proporção exacta de subunidades de catecol e indol na melanina não está provavelmente sob controlo enzimático, mas depende das condições exactas de polimerização. A eumelanina é degradável apenas em álcalis muito fortes. Usando a fusão alcalina, Nicolaus determinou que as melaninas animais geram principalmente 5-6 derivados de dihidroxiindol, enquanto as melaninas vegetais produzem catecóis.[14]

A eumelanina parece ser melhor caracterizada como um polímero tridimensional altamente irregular de vários tipos de monómeros unidos covalentemente numa estrutura integrada eletronicamente.

As melaninas animais têm sido tradicionalmente divididas em 2 grupos

- Eumelaninas
- Feomelaninas

Nos últimos anos, os estudos sobre a melanogénese conduziram ao conceito de um terceiro grupo - a melanina de tipo misto - que tem propriedades comuns a ambos.

Feomelanina:-

O termo feomelanina é utilizado para os pigmentos macromoleculares castanho-avermelhados, que se distinguem das eumelaninas castanho-escuras pela sua solubilidade em álcali diluído. O termo feomelanina é inapropriado, porque a palavra grega, phaios - cinzento escuro e o significado de melanina é preto. Quimicamente, as feomelaninas distinguem-se pelo seu teor relativamente elevado de enxofre, que resulta da adição nucleofílica do aminoácido cisteína à dopaquinona (formada pela ação da tirosinase) [14]

A cisteína parece interagir principalmente através de uma adição 1,6 à dopaquinona formada enzimaticamente para produzir o componente 5-6 cisteinildopa. Este aminoácido catecólico está presente em todos os melanócitos, mas está presente em grandes quantidades nos melanócitos que formam feomlaninas. A 5-5 cisteinildopa foi identificada na urina de doentes com melanoma maligno avançado e é uma forma útil de avaliar o grau de atividade dos melanócitos.

Tricromos: São os pigmentos de feomelanina que também são solúveis em ácido. Ocorrem em cabelos e penas ruivos e também foram encontrados em tecidos de melanoma. Estes pigmentos foram descritos pela primeira vez por SORBY em 1879, que extraiu o pigmento rosa com ácido sulfúrico quente. Observou também que a cor do pigmento extraído mudava com o pH. Boldt verificou que estes compostos vermelhos tinham um elevado teor de enxofre (11-12%). Anteriormente, pensava-se que a ocorrência de tricocromos estava restrita à estrutura queratinizada. No entanto, os tricocromos foram isolados da urina de pacientes com melanoma maligno avançado.[15]

Uma vez que o glutatião é um tiol quantitativamente dominante nas células, poder-se-ia suspeitar que grandes quantidades de glutatião dopa seriam formadas pela reação entre a dopaquinona e o glutatião. De facto, o glutatião dopa foi demonstrado em tecidos de melanoma maligno. Na maioria dos casos, a glutationa dopa não é detectada, pelo que é provável que a cisteinildopa seja formada por reação direta entre a cisteína e a dopaquinona.

Melaninas de tipo misto:-

Há cada vez mais provas de que as melaninas que ocorrem na natureza não podem ser estritamente divididas em apenas dois grupos, as eumelaninas e as feomelaninas. De facto, as feomelaninas puras, formadas apenas por produtos de oxidação da cisteinildopa, e as eumelaninas puras, formadas apenas por indóis e outros produtos de oxidação da dopa, podem ser muito raras. Em vez disso, a maior parte das melaninas parecem ser melaninas de tipo misto, formadas pela co-polimerização de produtos de oxidação da dopa isolada e da dopa e da dopa mais cisteína, respetivamente. [13] Neuromelaninas

Tem havido uma confusão considerável quanto à relação entre as partículas pigmentadas do sistema nervoso e a melanina contida no sistema pigmentar da melanina. Os organelos citoplasmáticos estão contidos nos núcleos pigmentados do tronco cerebral (substantia nigra e locus caeruleus) e nos gânglios do trigémeo e da raiz dorsal. Estas partículas estão presentes nos seres humanos e nos primatas superiores (Rhesus). Os núcleos pigmentados do tronco cerebral contêm quantidades normais de pigmento em indivíduos com albinismo oculocutâneo, sendo provável que o pigmento não seja catalisado pela ação da tirosinase. A EM mostrou que as partículas de pigmento na substância negra têm uma elevada densidade eletrónica e um tamanho que varia entre 0,5 e 2,5pim; estão rodeadas por uma única membrana limitadora, mas não apresentam as estriações longitudinais ou transversais que ocorrem nos melanossomas.

Uma sequência para a biossíntese da neuromelanina foi proposta por Barden. Os grânulos de neuromelanina são derivados da lisossomia, uma vez que apresentam atividade de hidrolase. As catecolaminas derivadas do derivado de catecol oxidado e polimerizado são depositadas como material denso em electrões na matriz de lipofuscina; a matriz de lipofuscina neuronal é derivada de mitocôndrias em degeneração nos neurónios.

## Melanogénese:

O melanossoma é uma vesícula ligada à membrana que passa por uma sequência de quatro fases de desenvolvimento durante as quais a melanina é sintetizada e depositada no seu interior pela reação tirosina-tirosinase (seminário).

Atualmente, são reconhecidas quatro fases de desenvolvimento do melanossoma: [16]

Stage I⇒ Spherical, membrane-delineated vesicles may be called a melanosome if it is

shown to contain tyrosinase by EM combined with histochemistry.

Stage II⇒ The organelle is oval and shows numerous membranous filaments, with or

without cross-linking, having a distinctive periodicity.

Stage III⇒ The internal structure characteristic of stage II, has become partially

obscured by electron-dense melanin.

Stage IV⇒ The oval organelle is electron opaque without discernible internal structure.

A melanogénese enzimática envolve a tirosinase como enzima melanogénica. A tirosinase é uma enzima que contém cobre e que catalisa a hidroxilação da tirosina em di-hidroxifenilalanina (DOPA) e a oxidação da dopa em dopaquinona. No entanto, para que a tirosinase possa atuar sobre a tirosina, os dois átomos cúpricos presentes na tirosinase devem ser reduzidos a átomos cuprosos. Pensa-se que, para além de ser um substrato, a dopa ativa esta redução, actuando assim como um co-fator na reação. A conversão da tirosina em melanina pela tirosinase é caracterizada por um período de atraso variável.[10]

Tirosinase → Baixa concentração → período de atraso prolongado e não é detectada a utilização da tirosina pela tirosinase.

Em contraste, na pele exposta in vivo à luz UV, bem como nas folhas epidérmicas e nos bolbos capilares, a atividade da tirosinase é detetável com a tirosina como substrato. Uma vez que não há período de atraso com a dopa como substrato, a tirosinase nos melanócitos epidérmicos pode ser prontamente demonstrada mesmo em pele não irradiada quando as secções de pele são incubadas em dopa em vez de tirosina. Pensa-se, portanto, que a enzima que actua sobre a dopa é a tirosinase e não a dopa-oxidase.[17]

Melanoblasto:

Célula que serve em todas as fases do ciclo de vida como precursora do melanócito e do melanóforo.[12]

Melanócito:

São células capazes de sintetizar a tirosinase, que, quando incorporada em organelos especializados, os melanossomas, inicia os eventos que levam à síntese e deposição de melanina. Também sintetiza uma organela especializada, o melanossoma Melanossoma:

Estes são produzidos pelos melanócitos. São pequenas vesículas ligadas à membrana que contêm o pigmento melanina.

Macro melanossoma:

Trata-se de um melanossoma gigante, que se encontra em doentes com Neurofibromatose e albinismo ocular recessivo ligado ao X. [18]

**Melanóforo:**

Um tipo de melanócito que participa com outros cromatóforos nas rápidas mudanças de cor dos animais através da agregação intracelular e da dispersão de melanossomas (entre os vertebrados, os melanóforos foram claramente demonstrados em peixes, anfíbios e répteis).

**Melanófagos:**

Os macrófagos, que ingeriram melanina, são designados por melanófagos. Estes são vistos perto dos feixes de melanócitos no nevo. São mais curtos, mais espessos e não dendríticos.

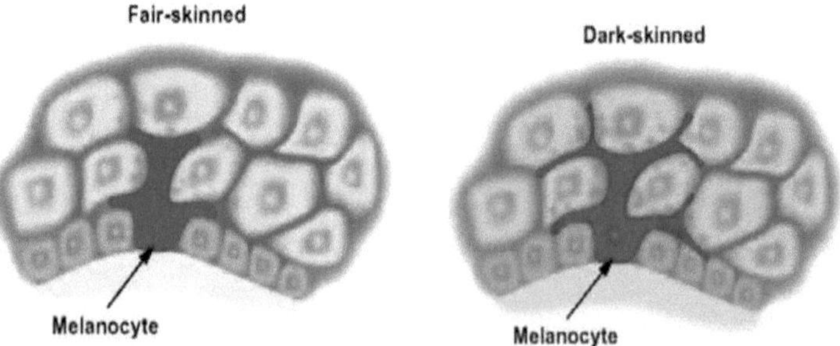


Entre os melanócitos mais importantes dos seres humanos encontram-se os da epiderme, que apresentam uma relação simbiótica única com as células de Malpighi formadoras de queratina (ou queratinócitos). A maioria dos melanócitos encontrados nos locais extracutâneos são comparáveis aos melanócitos dérmicos, na medida em que não descarregam os seus melanossomas nas células circundantes. Masson chamou a estas células, que retêm a melanina que sintetizaram, "melanócitos continentais", em contraste com o que chamou "melanócitos secretores" da epiderme e do folículo piloso.

Um melanócito é uma célula na qual a melanina é sintetizada através de uma via dependente da tirosina. Até 1953 era chamado de melanoblasto e havia quem acreditasse, como Bloch, que era derivado de células epidérmicas. Masson e Billingham afirmaram que o melanoblasto era uma célula glandular e que o seu produto especializado era descarregado noutras células.

Em 1956, Birbeck descobriu, por microscopia eletrónica, a natureza secretora desta célula e os seus produtos secretores, os grânulos de melanina.[19]

Em 1948, Rawles descreveu a origem dos melanócitos dos mamíferos a partir das células da crista neural.

Aparece na direção craniocaudal. Pode ser identificado na epiderme da cabeça no 3º mês de vida intra-uterina e nas partes caudais do corpo no 4º mês fetal. Uma vez que os melanócitos são funcionalmente imaturos durante a sua migração através da derme fetal, não podem ser identificados por métodos histoquímicos até atingirem a epiderme. A EM permite um reconhecimento mais precoce dos melanócitos na epiderme do que a microscopia ótica. Os melanócitos com melanossomas reconhecíveis podem ser observados na epiderme fetal com uma idade gestacional de 8-10 semanas, e utilizando imunohistoquímica para a proteína HMB-45 aos 50 dias de gestação.[6]

A síntese de melanina nos melanossomas ocorre na cabeça no final do terceiro mês e noutros locais no quarto mês.

Estrutura do melanócito. :[20]

- ➢ Em secções coradas com H&E, os melanócitos aparecem como células dispersas aleatoriamente na camada de células basais, com um núcleo pequeno e de coloração escura e, em grande parte devido ao encolhimento, um citoplasma claro. Encontram-se entre as células basais da epiderme. Embora o número de melanócitos em relação às células basais varie consoante a região do corpo e aumente com a exposição repetida à luz ultravioleta. O número médio de células claras numa secção corada com H&E é de 1 em 10 células na camada basal.
- ➢ Nem todas as células claras observadas em secções de rotina são melanócitos. Ocasionalmente, os queratinócitos basais apresentam o mesmo artefacto de retração e são indistinguíveis dos melanócitos.
- ➢ A melanina é transferida através dos processos dendríticos dos melanócitos para os queratinócitos basais, onde é primeiro armazenada e depois degradada.

**Ultra-estrutura:**

- ➢ Os melanócitos diferem dos queratinócitos por não possuírem tonofilamentos ou desmossomas. Tipicamente, "pendem" para a derme superficial, mas, tal como os queratinócitos basais, estão separados da matriz dérmica extracelular pela zona basal. Na sua base, onde se encontram em estreita aposição à lâmina densa, os melanócitos apresentam estruturas que se assemelham aos meio-desmossomas dos queratinócitos basais.
- ➢ Estas estruturas consistem numa placa citoplasmática densa ligada ao folheto interno da membrana

plasmática trilaminar e têm o mesmo aspeto que a placa de fixação de um meio desmossoma, só que de pequenas dimensões. Não existe uma placa densa de células sub-basais como nos queratinócitos basais.

➢ Os melanossomas são os organelos mais caraterísticos dos melanócitos e são normalmente transferidos para os queratinócitos.

➢ Os melanossomas, no seu desenvolvimento do estádio I ao estádio IV, deslocam-se gradualmente do citoplasma do melanócito para os processos dendríticos.

➢ À medida que os melanossomas amadurecem, o seu conteúdo de melanina aumenta e a sua concentração de enzimas melanogénicas diminui.[21]

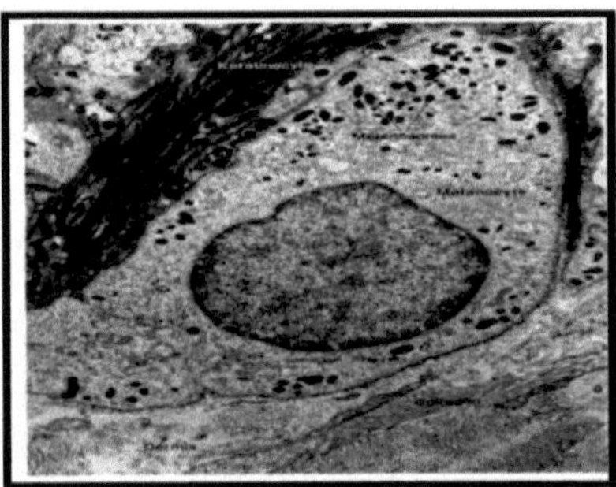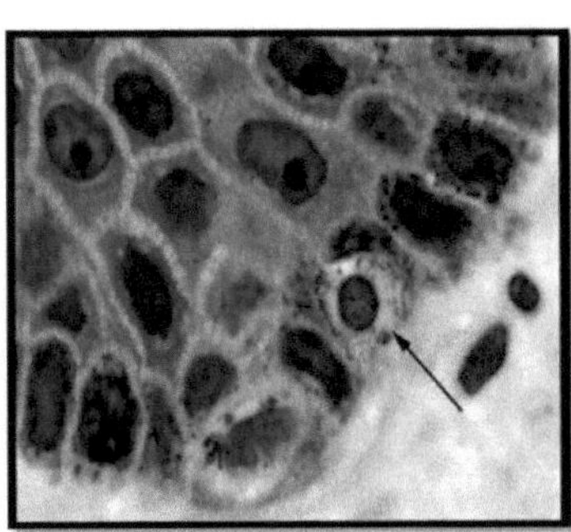

**A micrografia mostra um melanócito e pacotes de melanossomas limitados pela membrana**
**Nesta preparação H&E, a melanina aparece como material acastanhado no interior das células.**

Desenvolvimento dos melanossomas

| Stage | Shape | Size | Melanin | Enzymatic activity |
|---|---|---|---|---|
| 1 | Round | 0.3μm | Absent | Intense |
| 2 | Ellipsoid | 0.5μm | Melanin | |
| | | | Deposition | Present |
| | | | Begins | |
| 3 | Ellipsoid | 0.5μm | Increase | Little |
| | | | Deposition | |
| 4 | Obscures | | Fills the | Absent |
| | Internal | | Entire | |
| | Structure | | Organelle | |

Regulação da melanogénese [13]

Este facto pode ser analisado em duas bases

    1. Constitutivo      a) Genética

                                b) Hormonas

    2. Facultativo      a) Radiação U.V.         } ambiental

                                  b) Temperatura ambiente    fator

Genética:

Um gene específico influencia a diferenciação das células da crista neural em melanoblastos, a migração dos melanoblastos para a pele e a diferenciação em melanócitos.

Há várias décadas, os investigadores acreditavam que o locus C (albinos) nos mamíferos era o locus estrutural (codificador) da enzima tirosinase. Pensava-se que todos os outros loci que afectam a pigmentação controlavam a pigmentação a nível macroscópico, ou seja, o número de melanossomas por melanócito, etc. Nos sistemas de mamíferos em que o locus "C" parece afetar a atividade da tirosinase, não codifica necessariamente a proteína, como se pensava anteriormente.

Outros genes que actuam principalmente nos melanócitos controlam a síntese da tirosinase, a sua atividade, o tipo de melanina sintetizada, o tamanho, a forma, a estrutura proteica, o número de melanossomas, o seu grau de melanização e a taxa de transferência para os queratinócitos. Hormonas:-

A melanogénese nos anfíbios é também influenciada por pelo menos duas hormonas, a hormona estimulante dos melanócitos (MSH) e a melatonina, segregadas pela glândula pineal, que estão envolvidas nas alterações pigmentares. A MSH é capaz de se encontrar com os receptores de superfície dos melanócitos apenas em fases específicas do ciclo celular. A formação deste complexo recetor estimula a atividade da adenilato ciclase, que por sua vez leva ao aumento dos níveis intracelulares de AMP cíclico.

Estudos recentes sugeriram que o aumento da pigmentação visível causado pela MSH resulta da alteração da pigmentação após a reação da tirosinase, pensando-se agora que o aumento da concentração de MSH leva à destruição do fator de bloqueio proposto, que impede a formação de melanina.

Com a diminuição da atividade do fator de bloqueio, a atividade da tirosinase já presente na célula é imediatamente expressa por um aumento da pigmentação visível. A melatonina adicionada, envenena este efeito, possivelmente através do AMP cíclico como intermediário e possivelmente pela estabilização dos inibidores melanogénicos.

O aumento da secreção de ACTH provoca hiperpigmentação, aumentando a atividade melanocítica. O aumento dos níveis de estrogénio e proglesterona provoca hiperpigmentação, que se deve ao aumento da melanização dos queratinócitos. Existe um equilíbrio delicado de controlo da produção de pigmentos a vários níveis moleculares.[13]

Radiações ultravioletas:-

Verificam-se dois tipos de reacções:

O bronzeamento imediato ocorre em poucos minutos e deve-se à foto-oxidação da melanina pré-existente.

O bronzeamento retardado ocorre após 48 horas e envolve:

- Estimulação da melanogénese com melanócitos.
- Aumento da transferência de melanossomas para os queracócitos.
- Aumento do tamanho e da atividade dos melanócitos - o seu número aumenta por divisão celular e ativação de células dormentes (seminário).

Pensa-se que um dos papéis mais importantes da melanina é o seu efeito protetor contra defeitos no ADN induzidos pela radiação, o que depende da resposta rápida ao aumento da exposição à radiação UV, a chamada reação de bronzeamento.

O mecanismo exato não é conhecido, mas a teoria proposta em dados não publicados é que um inibidor da atividade da tirosinase é destruído pela radiação UV, permitindo a rápida estimulação da produção do pigmento. Os factores ambientais também desempenham um papel importante na síntese da melanina, sendo a melanogénese controlada pela temperatura ambiente, pela radiação UV e pelas hormonas. Tal como acontece com qualquer reação química, o efeito da temperatura no rácio de síntese da melanina é um fator crítico. [13]

Transferência de melanina:-

A transferência de melanossomas dos melanócitos para os queratinócitos epidérmicos e para as células do córtex piloso é o resultado da fagocitose ativa das pontas dos dendritos dos melanócitos pelos queratinócitos e pelas células do córtex piloso, como demonstrado em culturas de tecidos & em construções epidérmicas semeadas com melanócitos com pseudópodes EM, as projecções citoplasmáticas dos queratinócitos nas células do córtex capilar são enroladas à volta das pontas dos dendritos; depois de uma projeção deste tipo ter envolvido completamente a ponta de um dendrito, este é arrancado. Em primeiro lugar, os melanossomas no dendrito cortado são separados do citoplasma do queratinócito pela membrana plasmática dendrítica. Esta membrana plasmática é degradada para libertar os melanossomas no citoplasma dos queratinócitos. Na pele não exposta de pessoas com pigmentação ligeira, como a transferida, os melanossomas encontram-se na camada basal e para-basal.[21]

Nos indivíduos africanos, os melanossomas encontram-se em toda a pele, incluindo o stratum intermedium. Nos brancos, os melanossomas têm um comprimento de 0,3 - 0,05 |j.m. Enquanto que nos afro-americanos têm um comprimento de 0,5 - 0,8^m.

Funções da melanina: -

- Absorção de luz UV [Absorve diferentes tipos de energias e dissipa-as sob a forma de modo vibracional ou calor.
- Eliminador dos radicais livres nocivos.
- Pode oxidar NADH in vitro e participar noutras reacções de oxidação-redução.
- Os melanócitos da estria vascular, também conhecidos como células intermédias, são cruciais para o desenvolvimento normal da cóclea e para a manutenção do potencial endolinfático. Na sua ausência, o potencial endolinfático é baixo e pode causar surdez.
- Olho: os melanócitos contribuem para a correta organização dos nervos ópticos no chaisma durante o desenvolvimento inicial da copa ótica. Os axónios altamente misturados destinam-se a projetar-se ipsilateralmente e contralateralmente para a região do quiasma cerebral e depois crescem seletivamente na direção correta. A melanina neste cruzamento fornece uma orientação específica.[22]

Métodos de demonstração: -

Podem ser utilizados vários métodos para a identificação da melanina e das células produtoras de melanina. Os mais fiáveis são

1) Métodos de redução como a técnica da prata de Masson-Fontana e a lista de redução de ferricianeto de Schmorl.
2) Métodos enzimáticos (por exemplo, reação DOPA).
3) Solubilidade e caraterísticas de branqueamento.

4)  Métodos fluorescentes.

5)  Imuno-citoquímica.

Manchas de prata: -

- Indica a presença de melanina
- A melanina é tanto argirofílica como argentafina
- Como a mclanina é amoniada com argentafina, o nitrato de prata pode ser utilizado pelos grupos fenólicos da melanina na ausência de agentes redutores externos, formando um precipitado de prata ausente [método de Fontana Massons]
- O método de Fontana Massons aplica-se à melanina e aos seus precursores, ou seja, aos melanócitos activos.
- Agentes oxidantes fortes, como o peróxido de hidrogénio ou o permanganato de potássio, podem branquear a melanina.
- É utilizado em tumores fortemente melanizados onde o pigmento pode obscurecer os detalhes nucleares.

Reação à Dopa: -

- Para demonstração de melanócitos activos
- Trata-se essencialmente de um ensaio da atividade da tirosina nos melanossomas, ou seja, se a tirosina estiver ausente nos melanócitos, não pode ser demonstrada pela DOPA.
- *T* A reação imita a formação fisiológica de melanina, que começa pela hidroxilação dependente da tirosinase da tirosina em DOPA e pela oxidação da DOPA em dopaquinona, que é subsequentemente polimerizada em melanina.
- As secções de tecido frescas não fixadas ou as lâminas epidérmicas separadas enzimaticamente são incubadas numa solução a 0,01% de 3,4-dihidroxifenilalanina [DOPA], que cora os melanócitos de castanho-escuro a preto.

Resultados: -

- Dopa oxidase - castanho
- Núcleos - Azul

Imunohistoquímica: -

- Positivo para as subunidades a e p da proteína S-100

  A coloração S - 100 é mais forte nos melanócitos sem pigmentos formados.
- O HMB 45, um anticorpo monoclonal dirigido contra uma glicoproteína citoplasmática melanocítica, não é expresso pelos melanócitos, que são metabolicamente inactivos.
- O HMB-45 é um antigénio melanocítico e não um antigénio de melanoma.
- Um anticorpo recentemente desenvolvido para uma proteína transmembranar das células do melanoma reconhecida pelas células T, o anti MART - 1 ou Melan - A, é útil no diagnóstico do melanoma.[6]

## LIPOFUSCINAS

- Estes pigmentos são analisados por Wolman (1964) e Pearse (1985)

- Os lipopiqments mais significativos na patologia são os depósitos intraneuronais encontrados na doença de Batten.

- A doença de Batten (lipofuscinosia ceroide neuronal) tem 3 ou 4 subtipos, a maioria dos quais apresenta padrões caraterísticos de pontas de dedos e corpos curvilíneos numa variedade de tecidos, incluindo linfócitos sanguíneos.[6]

- É um pigmento lipídico insolúvel presente nas células das pessoas idosas e das pessoas com desnutrição ou doença crónica debilitante.

- As lipofuscinas são classicamente designadas como pigmentos de "desgaste" e são compostas por grânulos castanho-dourados que se encontram predominantemente em células (intracelulares)' que são diferenciadas em fase terminal (neurónios e miócitos cardíacos) ou que têm ciclos pouco frequentes (hepatócitos).

- Este material é um constituinte normal de muitas células e aumenta com a idade. É derivado da rotação normal dos constituintes da membrana das células.

- A peroxidação dos lípidos insaturados e a formação de complexos heterogéneos lípido-proteína tornam estes materiais resistentes a uma maior digestão.

- Os produtos insolúveis são armazenados indefinidamente como corpos residuais derivados dos lisossomas. Este pigmento não interfere com a função das células.[6]

Método de demonstração: -

i.   Método UV para a lipofuscina (método de rotina)

Resultados: -

- Lipofuscina → fluorescência amarela alaranjada.
- O proteolípido na doença de Batten tem autofluorescência amarela ou prateada.

ii.   Técnicas de combinação.

iii.   As lipofuscinas reagem com uma variedade de métodos de coloração histoquímicos e tintoriais, sendo os mais comuns e úteis.

➤ Método do ácido periódico de Schiff

➤ Ensaio de redução do ferricianeto de Schmorl

➤ Método longo de Ziehl - Neelsen.

Resultados-

- lipofuscina - magenta
- Núcleos - azul
- Fundo - magenta pálido a azul pálido.

➤ Método do negro do Sudão:

Resultados: -

- Pigmentos de lipofuscina e hemácias - preto
- Fundo - cinzento claro.

➤ Técnica de Fuschin de Aldeído de Gomori

Resultados: -

- Lipofuscina - púrpura
- Fundo - amarelo
  - ➢ Método da prata Masson - Fontana.

Resultados: -

- Melanina, argentafina, cromafina e alguma lipofuscina negra
- Núcleos - Vermelho
  - ➢ Basofilia, utilizando verde de metilo

Resultados:-

- Pigmentos lipofuscinas - verde escuro
- Núcleos - verde pálido

Significado patológico: -

O conteúdo celular de lipofuscina pode aumentar com o avanço da idade celular. Os tumores benignos das glândulas salivares são tipicamente de crescimento lento; a quantidade de pigmentação nestes tumores pode dar alguma indicação da idade do tumor. Esta hipótese é apoiada pela ausência de grânulos nas células tumorais epiteliais malignas das glândulas salivares. Estes pigmentos também podem ser observados em glândulas salivares normais.[23] Pigmento de pseudomelanose (Melanosis Coli)

Este pigmento é por vezes observado nos macrófagos da lâmina própria do intestino grosso e do apêndice. Foram avançadas várias teorias quanto à sua natureza. A opinião atual é que se trata de um lipopigmento endógeno cujas reacções são as de uma lipofuscina típica do tipo ceroide, parecendo estar fortemente associado a purgativos de antraquinona ("cascara sagrada"). A sua distinção da melanina pode ocasionalmente ser importante. A pseudomelanose colore-se com os métodos utilizados para demonstrar as lipofuscinas.[6]

## PIGMENTO DUBIN - JOHNSON

Este pigmento encontra-se no fígado de doentes com síndrome de Dubin-Johnson e deve-se a um transporte canalicular defeituoso da bilirrubina. Caracteriza-se pela presença de um pigmento intracelular, granular, preto acastanhado, situado nos hepatócitos centrilobulares. A verdadeira natureza do pigmento ainda não foi estabelecida, mas histoquimicamente é semelhante à lipofuscina, embora existam diferenças ultra-estruturais.[6] CORPOS HAMAZAKI WEISENBERG

Estas pequenas estruturas fusiformes, de cor amarela a castanha, encontram-se principalmente nos seios dos gânglios linfáticos, quer livres, quer com inclusões citoplasmáticas, e o seu significado é desconhecido. Descritas pela primeira vez por Hamazaki (1938), foram descritas como estando presentes em gânglios linfáticos de doentes com sarcoidose (Weisenberg, 1966)

Hall e Eusebi (1978) registaram a sua presença em associação com a Melanose Coli. Histoquimicamente, são semelhantes à lipofuscina e, a nível ultra-estrutural, têm uma aparência que sugere que são provavelmente corpos residuais lisossómicos gigantes.[6]

## MINERAIS ENDÓGENOS

CÁLCIO:

Os sais de cálcio inorgânicos insolúveis são um constituinte normal dos ossos e dos dentes. A forma iónica livre do cálcio, que se encontra no sangue, não pode ser demonstrada.[10]

A deposição anormal de cálcio pode ser encontrada em áreas necróticas de tecidos associados à tuberculose, enfarte (corpos de Gandy - Gamma), ateroma nos vasos sanguíneos e malakoplakia da bexiga (corpos de Michaelis - Gutman/MG).[11] As formas mais comuns de sais de cálcio que ocorrem nestas condições são os fosfatos e os carbonatos. Os sais de cálcio são normalmente monorefringentes, mas o oxalato de cálcio é birrefringente. O cálcio cora-se normalmente de azul púrpura com H&E. Os corantes que actuam formando quelatos são a alizarina, a purpurina, o naftocromo verde B e o vermelho rápido nuclear. Em geral, estes corantes demonstram quantidades médias a grandes de cálcio melhor do que os depósitos particulados, que se coram fracamente.[6]

A exceção é a alizarina, que tende a dar resultados mais fiáveis com pequenos depósitos. Nenhum destes corantes é específico para os sais de cálcio, embora se diga que a alizarina, quando utilizada a pH 4,2, é específica. O método clássico de Van Kossa (1901), que utiliza nitrato de prata, é preferido para fins de demonstração de rotina em secções de parafina. Demonstra apenas os fosfatos e os radicais de carbonato, dando bons resultados tanto com grandes como com pequenos depósitos de cálcio. A fixação de tecidos com depósitos de cálcio é melhor quando se utilizam fixadores não ácidos, como a formalina neutra tamponada, o álcool formol ou o álcool.

1. Método do vermelho de alizarina S para o cálcio (McGee - Russell, 1958)

Resultados -

- Depósitos de cálcio → Laranja - vermelho
- Coloração para mineral ósseo

2. Uma modificação do método de Von Kossa (1901):

Resultados:

Osso mineralizado - preto

Osteoide - Vermelho.

3. Método de Goldner

Resultado:

Osso mineralizado - Verde

Osteoide - laranja / vermelho

Núcleos - cinzento-azulado

Cartilagem - púrpura.

4. Método do solocromo azurina para o alumínio em biópsias ósseas (modificado de Denton et al 1984)

Resultado:

Alumínio - púrpura escuro / púrpura

Núcleos e fundo - tons de vermelho

5. Aluminon - método: (segundo Irwin 1955)

Resultados:

Sítios de alumínio - vermelho vivo

Fundo - Azul.

<u>Microradiografia</u>

As microrradiografias são fotografias de secções de raios X, com uma resolução suficientemente elevada para o exame microscópico, utilizadas no estudo da densidade e distribuição mineral óssea. As áreas mais intensamente mineralizadas mostram-se quase brancas, pois poucos raios penetram nelas. As áreas menos densas apresentam tonalidades de cinzento-amarelado que vão até ao preto → Áreas não mineralizadas. Preto → Fundo.[6]

Marcação fluorescente

Para reter o máximo de fluorescência, os tecidos são fixados em álcool a 70-80% e seccionados sem descalcificação e embebidos numa resina sintética, por exemplo, metacrilato de metilo. Estas secções são montadas sem coloração e visualizadas por iluminação com luz azul de onda curta a ultravioleta com um comprimento de onda de cerca de 400 nm.

A absorção in vivo de fármacos antibióticos da série das tetraciclinas em locais de deposição de minerais ósseos (Milch et al 1957, 1958) fornece um meio de demonstrar regiões de formação e mineralização óssea ativa. A tetraciclina localiza-se rapidamente nestes locais, de modo a aparecer em secções como uma linha fluorescente brilhante.

Duas ou mais doses administradas em intervalos conhecidos fornecem um método para a estimativa da taxa de remodelação óssea. (Frost 1969). As distâncias mensuráveis entre as linhas paralelas de captação indicam a quantidade de osso depositado nos intervalos entre as doses.[6]

<u>COBRE:</u>

Muitas enzimas do organismo deixariam de funcionar sem a presença de cobre, embora a deficiência de cobre seja extremamente rara. A deficiência de cobre está associada à doença de Wilson, a mais importante perturbação do metabolismo do cobre. Esta doença é uma doença rara, hereditária, autossómica e recessiva, que dá origem a depósitos de cobre no fígado, nos gânglios basais do cérebro e nos olhos. No olho, o anel de Kayser-Fleischer, um anel castanho de cobre depositado, pode ser observado na córnea (membrana de Descemet) e é o diagnóstico desta doença. A deposição de cobre no fígado está também associada à cirrose biliar primária e a algumas outras doenças hepáticas.[10]

Métodos de demonstração do cobre

1) Método do ácido rubeânico para o cobre (Okamoto & Utamura 1938, Uzman 1956)

Resultados:

- Cobre - preto esverdeado
- Núcleos - vermelho pálido

2) Técnica da rodamina modificada (Lind quist 1969)

Resultados:

Cobre e proteínas associadas ao cobre → vermelho a laranja - vermelho

Núcleos - Azul

Bílis - Verde.

## ÁCIDO ÚRICO E URATOS

O ácido úrico é um produto de degradação do metabolismo das purinas (ácidos nucleicos) do organismo, mas uma pequena parte é obtida através da alimentação. Os rins excretam a maior parte do ácido úrico. O ácido úrico que circula no sangue apresenta-se sob a forma de urato monossódico, que nos doentes com gota pode ser elevado, formando uma solução super-saturada. Estes níveis elevados podem resultar em depósitos de urato, que são solúveis em água nos tecidos, causando

- Depósitos nodulares subcutâneos de cristais de urato (tofos)
- Sinovite e artrite
- Doença renal e cálculos.

Outra doença, que ocasionalmente pode imitar a gota, é designada por pseudogota ou condrocalcinose e é uma artropatia por pirofosfato. Esta resulta na deposição de cristais de pirofosfato de cálcio na cartilagem das articulações.

É importante que ambas as condições sejam distinguíveis.

Para ajudar no diagnóstico, será útil um microscópio de polarização equipado com um compensador vermelho de quartzo de primeira ordem.

- ➢ Cristais de pirofosfato → birrefringência +ve
- ➢ Uratos → -ve birrefringência

Método de demonstração:

Extração de carbonato de lítio - hexamina

Técnica de prata. (Gomori, 1936, 1951; Grocott - 1955)

Resultados:

    Secções extraídas - apenas uratos extraídos

    Secções não extraídas - os uratos e possivelmente os pirofosfatos estão enegrecidos.

    Fundo - Verde[6]

## PIGMENTO DE ARTEFACTO

1. Pigmentos de formalina:

    Este pigmento apresenta-se sob a forma de depósitos castanhos ou acastanhados nos tecidos que foram fixados em formalina ácida. O depósito está normalmente presente em tecidos ricos em sangue, como o baço, lesões hemorrágicas e grandes vasos sanguíneos cheios de sangue. A morfologia do pigmento pode variar, mas é normalmente observada como depósitos microcristalinos, que são anisotróficos (birrefringentes). Espectroscopicamente, é distinto das hematinas do ácido clorídrico e do ácido acético.

    A fixação de grandes órgãos ricos em sangue, como o baço, durante um período mais longo tende a aumentar a quantidade de pigmento de formalina. Nestas condições, é aconselhável mudar a formalina.[6]

2. Pigmento da malária:

    Este pigmento é morfologicamente semelhante ao pigmento de formalina e, por vezes, pode ser idêntico, embora seja produzido de forma ligeiramente diferente. É formado no interior ou na região das hemácias, que contêm o parasita da malária.

Em casos de malária cerebral, devido a infeção por Plasmodium falciparum, o pigmento da malária pode ser visto dentro ou sobre as hemácias nos pequenos capilares sanguíneos do cérebro. Em alguns casos, o pigmento pode estar depositado em grande quantidade, obscurecendo a visualização do parasita da malária.

O pigmento da malária também pode estar presente em células fagocíticas que tenham lesado glóbulos vermelhos infectados. Por conseguinte, deve examinar-se cuidadosamente as células de Kupffer do fígado, as células de revestimento dos seios paranasais dos gânglios linfáticos e do baço e, nas células fagocíticas da medula óssea, o pigmento da malária apresenta birrefringência.[6]

Método de extração da formalina e do pigmento da malária:

Preparação da solução

      Ácido pícrico alcoólico saturado - 50 ml

      Álcool etílico absoluto - 50 ml

Método

- ➢ Secções de álcool absoluto
- ➢ Transferir as secções para um frasco de Coplin contendo a solução de ácido pícrico durante 1-24 horas.
- ➢ Remoção do pigmento com formalina - o tempo depende da quantidade de pigmento presente.
- ➢ O pigmento da malária requer normalmente um tratamento de, pelo menos, 12 horas antes de ser completamente removido.
- ➢ Lavar as secções com álcool a 90%
- ➢ Lavar as secções com álcool a 70%
- ➢ Lavar bem em água destilada
- ➢ Aplicação do método de coloração.[6]

<u>Pigmento de esquistossoma:</u>

Este pigmento é ocasionalmente observado em secções de tecidos onde se podem observar infestações por Schistosoma. O pigmento, que tende a ser volumoso, apresenta propriedades semelhantes às do pigmento da malária e da formalina.[6]

## PIGMENTOS E MINERAIS EXÓGENOS

Certos tipos de minerais entram no corpo por inalação, ferimentos ou por implantação na pele, normalmente como resultado de exposição industrial. Alguns minerais, sob a forma de complexos de corantes, podem ser vistos na pele e nos gânglios linfáticos adjacentes como resultado de tatuagens. Ocasionalmente, a deposição de minerais pode ocorrer devido a medicamentos ou pensos para feridas. Quando é necessário identificar uma destas substâncias, a utilização do Microanalisador de Sonda de Electrões [EDAX] é o método mais fiável. Este equipamento especializado encontra-se normalmente em laboratórios de ensino e investigação.

Os minerais mais comuns observados em secções de tecidos são o carbono, a sílica e o amianto. Outros minerais menos comuns, que podem estar presentes nos tecidos, são o chumbo, o berílio, o alumínio, o mercúrio, a prata e o bismuto.

<u>Pigmento para tatuagens:</u>

Esta está associada à pele e a quaisquer áreas linfóides adjacentes. Se for observada com luz reflectida, podem ser vistas as várias cores dos pigmentos utilizados para criar a tatuagem.

<u>Pigmento de mercúrio</u>

- ➤ Este pigmento apresenta-se sob a forma de cristais extracelulares de cor negra acastanhada.
- ➤ Este pigmento é observado em tecidos que foram fixados em fixadores contendo mercúrio, embora raramente seja observado no Susa de Heidenhain.
- ➤ Embora este pigmento seja visto como monorefringente, ocasionalmente é birrefringente, particularmente quando o tecido fixado em formalina foi fixado secundariamente em mercúrio formal.
- ➤ Uma descoberta invulgar neste caso é que o armazenamento prolongado de secções coradas que contêm pigmento de mercúrio pode provocar alterações na estrutura do pigmento.
- ➤ O pigmento muda de uma forma cristalina para uma forma globular.
- ➤ A forma globular apresenta uma birrefringência em cruz de malta.

O tratamento das secções com soluções de iodo, como o iodo de Lugol, é o método clássico de remoção do pigmento. O branqueamento subsequente com uma solução fraca de tiossulfato de sódio (hipo) completa o tratamento.

É aconselhável não remover o pigmento de mercúrio com solução de iodo antes da coloração com o método de Gram. O efeito é tal que o C.T. absorverá o violeta cristal e resistirá à descoloração com acetona. Os métodos de coloração, como a hematoxilina com ácido fosfotúngstico, podem ser prejudicados se for utilizado 'hypo' antes da coloração.[6] <u>Amalgam Tattoo:</u>

- ➤ A causa mais comum de pigmentação solitária ou focal na mucosa oral é a tatuagem de amálgama.[5]
- ➤ As lesões são maculares e cinzentas-azuladas ou mesmo pretas e são normalmente observadas na mucosa bucal, gengiva ou palato.
- ➤ Encontram-se na proximidade de dentes com grandes restaurações de amálgama ou dentes coroados que provavelmente tiveram amálgamas removidas quando os dentes estavam a ser preparados para o fabrico da coroa.
- ➤ Esta pigmentação pode resultar da introdução traumática de mercúrio e prata.
- ➤ As partículas metálicas são bastante finas, mas, em alguns casos, são identificáveis nas radiografias.
- ➤ As partículas de metal podem cair despercebidas no alvéolo de extração e, durante a fase de cicatrização, a amálgama fica entumescida na T.C. enquanto ocorre a reepitelização. Nestes casos, as radiografias demonstram a presença de metais.[3]

<u>Microscopicamente:</u>

As tatuagens de amálgama mostram um fino pontilhado granular castanho das fibras de reticulina, particularmente à volta das paredes dos vasos e, em muitos casos, podem ser vistos grandes pedaços de partículas metálicas pretas. Uma reação de células gigantes é pouco frequente; no entanto, observa-se frequentemente um infiltrado de células inflamatórias mononucleares.[6]

A biópsia é necessária quando uma lesão cinzento-pigmentada aparece subitamente, ou quando essas lesões surgem longe de qualquer dente restaurado.

<u>Carbono:</u>

➢ Este mineral é mais comum nos tecidos conjuntivos e é facilmente reconhecido em secções de tecido coradas.

➢ Encontrada frequentemente no pulmão e nos gânglios linfáticos adjacentes de habitantes de zonas urbanas e de fumadores de tabaco.

➢ As principais fontes deste mineral são os gases de escape dos automóveis e o fumo das chaminés domésticas e industriais.

➢ Os fumadores de tabaco inalam partículas de carbono e também dão aos transeuntes uma amostra diluída.

➢ A fina película de muco no nariz, na faringe, na traqueia e nos brônquios retém sobretudo as partículas de carbono inaladas, algumas das quais entram nos alvéolos do pulmão, nos linfáticos peribronquiolares e nos gânglios linfáticos que drenam os pulmões.

➢ A pigmentação negra dos pulmões (antracose) surge na sequência da deposição maciça de carbono nos trabalhadores do carvão e nos habitantes das cidades.

➢ A doença pulmonar denominada "pneumoconiose" dos trabalhadores do carvão é causada pela inalação de sílica, que se encontra associada ao carvão e a outros minérios extraídos Os trabalhadores do carvão também são propensos a cortes e abrasão, pelo que a deposição de carbono é comum na pele.

➢ O carbono é extremamente inerte e não reativo e não se manifesta com as colorações histológicas convencionais e os métodos histoquímicos.

➢ Pode ser confundida com a deposição de melanina, mas o tratamento com um agente branqueador irá evidenciá-la,

melanina - dissolvida

Carbono - não afetado.[6]

Chumbo:

A poluição ambiental causada pelo chumbo foi muito reduzida nos últimos tempos. A quantidade de chumbo utilizada pela indústria de tintas e baterias, aditivos na gasolina, tem sido gradualmente reduzida pelos fabricantes. No envenenamento crónico por chumbo, quantidades excessivas podem ser depositadas em muitos tecidos, ossos e túbulos renais. Os casos de envenenamento por chumbo são raros e são geralmente diagnosticados bioquimicamente utilizando o soro de casos suspeitos.

O método mais popular de demonstração de chumbo :-

1) Método do rodizonato para sais de chumbo (Lillic 1954)

Resultados:- Sais de chumbo - Vermelho

Fundo -- Verde.[6]

Outros métodos:- Outros métodos

2) Sulfureto-prata de Timm (1958)

3) Técnica da hematoxilina não amadurecida de Mallory & Parkar (1939).

Mas nenhuma destas técnicas é específica para o chumbo.

Prata:

A intoxicação sistémica por prata é designada por argíria. A prata é dessimatada por todo o corpo, acumulando-se uma quantidade substancial sob a forma de depósitos subepiteliais na pele. Estes depósitos resultam numa descoloração preto-acinzentada que se desenvolve principalmente em áreas expostas ao sol. As escleróticas e as unhas também podem ser pigmentadas. Um dos primeiros sinais de argiria ocorre na cavidade oral e aparece como uma linha prateada azul-ardósia ao longo da margem gengival. Esta descoloração é secundária à deposição de prata metálica e de pigmentos de sulfureto de prata. Para além disso, a mucosa oral apresenta frequentemente uma descoloração difusa preto-azulada. Em secções coradas com H & E não coradas, a prata aparece como finos grânulos castanhos escuros ou pretos, particularmente nas membranas basais e nas glândulas sudoríparas.

Método de demonstração

Método da rodamina para a prata (Okamoto & Utamura 1938)

Este método é um método de quelação de metais com cetiliza dimetilaminobenzideno-rodanina demonstrará prata.

Resultado:-

Depósitos de prata → Castanho-avermelhado

Os melhores resultados são obtidos em secções congeladas.[6]

<u>Berílio e alumínio</u>

O berílio é utilizado no fabrico de tubos de luz fluorescente e entra no organismo por inalação ou traumatismo da pele. Forma-se um granuloma de corpo estranho que se assemelha frequentemente ao aspeto da sarcoidose. Podem também ser encontrados corpos conchoidais (semelhantes a conchas), que são típicos, mas não específicos, do bericlium. Estes corpos dão perlados +ve

Reação do azul da Prússia. O alumínio entra no organismo, tal como o berílio, mas é raro observá-lo nos tecidos.

Método para demonstrar o berílio e o alumínio :-

Método do solocromo da azurina para o berílio e o alumínio (Pearse 1957)

Resultados:-

Solun A: Alumínio e Berílio →Bluc

Solun B: Apenas berílio →Bluc-black

Núcleos → Vermelho.

O alumínio é também +ve com o método fluorescente de Morin (Pearse 1985), juntamente com outros minerais, como o cálcio, o bário e o zircónio. O verde nafocromo também pode ser utilizado para demonstrar o berílio e o alumínio. No entanto, estes métodos são menos específicos do que o método do solocromo azurina.

6

# CAPÍTULO 4

## CLASSIFICAÇÃO DAS LESÕES PIGMENTADAS (MC CARTHY)[24]

<u>Pigmentação endógena</u>

Melanina

        Variação racial normal

        Doença de Addison

        Síndrome de Peutz jeghur

        Síndrome de Albright

        Doença de Von rechlinghausen

        Nevos pigmentados

        Melanoma maligno

Bilirrubina

    Icterícia

Ferro

    Hemacromatose

    Equimose

<u>Pigmentação exogénea</u>

Pigmento introduzido no organismo por via sistémica

    Bismuto

    Chumbo

    Prata

    mercúrio

    Ouro

    Arsénio

    Atimalarials

    Clorpromazina

Pigmentos introduzidos localmente na mucosa oral

    Tatuagem de amálgama

    Acidentes industriais envolvendo vários materiais, como chumbo, cobre

    Grafite

Diversos

    Língua negra peluda

    Manchas de tabaco, pastilhas

## CLASSIFICAÇÃO DAS LESÕES PIGMENTADAS (CRISPIAN SCULLY)[24]

    <u>Localizado</u>

        Amálgama e outras tatuagens

        Ephelis

Mácula melanótica

Nevo

Melanoma maligno

<u>Generalizado</u>

Genética

Racial

Síndrome de Peutz Jegher

Síndrome de Carney

Síndrome do leopardo

Relacionado com drogas

Fumar

Metais pesados (arsénio, bismuto, chumbo)

Anti-maláricos

Tetraciclina

Zidovidina

Clofamazina

Metildopa

Busulfan

Pílula contraceptiva

<u>Outros</u>

Inconentia pigmentia

Neurofibromatose generalizada

Doença de Wilson

Doença de Gaucher

Pigmentação relacionada com o VIH.[24]

## CLASSIFICAÇÃO DA LESÃO PIGMENTADA (REGEZI E SCUIBBA)[25]

<u>Melanocítico</u>

Fisiológica (pigmentação étnica)

Melanose associada ao tabagismo

Mácula melanótica oral

As máculas do café com leite

Tumor neuroectodérmico pigmentado da infância

Nevos nevomelanóticos

Melanoma

<u>Lesões não melanóticas</u>

Tatuagem de amálgama

Argiose focal

Pigmentação por metais pesados.

## CLASSIFICAÇÃO DAS LESÕES PIGMENTADAS (BURKET 10<sup>TH</sup> EDITION)[26]

<u>Lesão vascular azul-púrpura</u>

    Hemangioma

    Varix

    Angiossarcoma

    Sarcoma de Kaposi

    Telangectasia hemorrágica heriditária

<u>Lesões melanóticas castanhas</u>

    Efélis e mácula melanótica oral

    Nevocelular e nevo azul

    Melanoma maligno

    Melanose induzida por medicamentos

    Pigmentação fisiológica

    Pigmentações de café com leite

    Melanose do fumador

    Líquen plano pigmentado

    Pigmentações endocrinopáticas

    Melanose oral do VIH

<u>Heme castanho associado</u>

    Equimoses / petéquias

    Hemocromatose

<u>Pigmentações cinzentas/pretas :</u>

    Tatuagem de amálgama

    Tatuagem de grafite

    Língua peluda.

    Pigmentação relacionada com a ingestão de metais pesados.

## CLASSIFICAÇÃO DAS LESÕES PIGMENTADAS (BURKET 11<sup>TH</sup> EDITION)[27]

<u>Pigmentação endógena</u>

Melanocítico focal

    Sardas/Ephelis

    Macula melanótica oral/labial

    Melanoacantoma oral

    Nevo de melanócitos

    Melanoma maligno

Pigmentação multifocal/difusa

    Pigmentação fisiológica

31

Melanose induzida por medicamentos

Melanose do fumador

Hiperpigmentação pós-inflamatória (inflamatória)

Melanose associada a doença sistémica ou genética

Hipoadrenocorticismo (Insuficiência Adrenal, Doença de Addison)

Síndrome de Cushing/Doença de Cushing

Hipertiroidismo (doença de Graves)

Cirrose biliar primária

Deficiência de vitamina $B_{12}$ (cobalamina)

Síndrome de Peutz-Jeghers

Pigmentação Café com Leite

Melanose associada ao VIH/SIDA.[26]

# CAPÍTULO 5

## LESÕES PIGMENTADAS

LESÕES VASCULARES AZUIS / PÚRPURAS

HEMANGIOMA:

> As lesões vasculares que se apresentam como proliferações de canais vasculares são hamartomas de tipo tumoral, quando surgem na infância; nos adultos (particularmente nos idosos), as proliferações vasculares benignas são geralmente varicosidades.

> Os hemangiomas da infância encontram-se na pele, no couro cabeludo e nos tecidos conjuntivos das mucosas.

> Aproximadamente 85% dos hemangiomas de início na infância regridem espontaneamente após a puberdade.

> Local mais comum - Língua.[3]

Língua - a lesão é multinodular, difusa e

vermelho azulado. Os angiomas da língua estendem-se frequentemente profundamente entre os músculos intrínsecos da língua.

Lábio - local comum para hemangiomas em crianças e, normalmente, de localização azulada e elevada.

Dependendo da profundidade das proliferações vasculares na mucosa oral, a lesão pode albergar vasos perto do epitélio sobrejacente e aparecer com uma cor azul avermelhada ou, se mais profunda no tecido conjuntivo, com uma cor azul profunda.

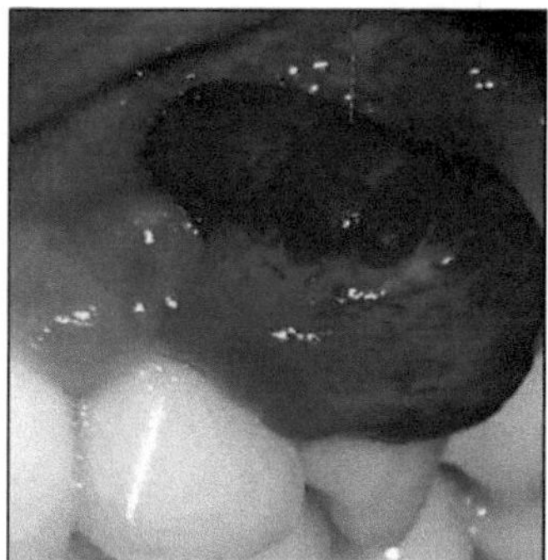

As lesões angiomatosas que ocorrem no interior dos músculos, designadas por hemangiomas intramusculares, podem não apresentar qualquer descoloração da superfície.

A maioria dos hemangiomas são elevados e nodulares, alguns podem ser planos, maculares e difusos, particularmente na pele do rosto, são referidos como hemangioma do vinho do Porto da pele do rosto e podem envolver concomitantemente a mucosa oral.

O aspeto clínico dos hamartomas vasculares benignos pode ser bastante variável, indo desde uma mácula azul avermelhada plana a uma tumefação azul nodular.

A maioria das lesões vasculares pérvias branqueia sob pressão, e a colocação de uma lâmina de vidro microscópica sobre a área pigmentada e a aplicação de pressão demonstram frequentemente esta caraterística.

No entanto, quando estão presentes coágulos intraluminais, estes tornam-se palpáveis e a lesão não descora.[4]
Os trombos nos angiomas podem eventualmente calcificar e tornar-se duros à palpação. O nódulo calcificado ou os flebólitos podem ser radiograficamente evidentes.

## EXAME MICROSCÓPICO

O hemangioma pode ser constituído por numerosos canais vasculares grandes e dilatados, revestidos por células endoteliais sem revestimento muscular - hemangioma cavernoso.

Raramente, os hemangiomas cavernosos podem apresentar musculatura média.

Os hemangiomas precoces são caracterizados por numerosas células endoteliais volumosas e, frequentemente, por lumina vascular indistinta. Nesta fase, estas lesões são frequentemente conhecidas como hemangioma juvenil ou celular.

Os hemangiomas de tipo capilar apresentam uma proliferação endotelial significativa e os lúmens vasculares são muito pequenos.

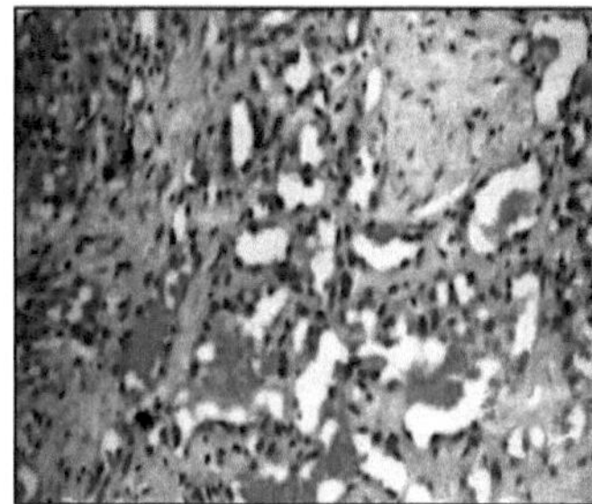

Ambos os tipos (cavernoso e capilar) podem ocorrer apenas no tecido conjuntivo subepitelial ou podem estender-se profundamente entre os músculos (hemangioma intra-muscular).[28]

## TRATAMENTO

- Muitos hemangiomas involuem espontaneamente durante a adolescência. É importante educar os pais para o facto de que, apesar de se poder observar um crescimento rápido, pode ocorrer uma regressão.
- A ressecção cirúrgica raramente se justifica durante a infância.
- No caso de hemangiomas problemáticos ou com risco de vida, a terapia farmacológica pode ser útil para reduzir o tamanho da lesão em alguns casos.

  Os hemangiomas que não respondem aos corticosteróides podem ser tratados com interferão a-Za.

- Lanterna - os lasers de corante pulsado podem ser eficazes no tratamento da mancha de vinho do Porto.
- Escleroterapia:

As lesões problemáticas de grandes dimensões são tratadas com escleroterapia e excisão cirúrgica.

Injeção de agentes esclerosantes por via intralesional para induzir a fibrose.

Os agentes esclerosantes são →95 % de etanol

- → 1%sulfato de tetradecilo de sódio

A escleroterapia por si só é suficiente para lesões mais pequenas. No caso de lesões maiores, a ressecção cirúrgica subsequente pode ser efectuada com menor risco de hemorragia após a escleroterapia.

Estes agentes provocam dor pós-operatória e o doente deve ser tratado com analgésicos de nível moderado, como oxicodona ou aspirina com codeína.

* A mancha de vinho do Porto cutânea pode ser tratada por tatuagem subcutânea ou por laser de órgão.[29]

VARIX

* As dilatações patológicas das veias ou vénulas são as varizes ou varicosidades.
* Local principal - superfície ventral da língua.

## CARACTERÍSTICA CLÍNICA

Encontrado num indivíduo idoso.

Apresenta-se como elevações azuladas, vermelhas e púrpuras, de consistência toctuosa e sespentinosa, que percorrem a superfície ventrolateral da língua com extensões anteriores.

Representam uma alteração degenerativa na adventícia da parede venosa e não têm qualquer consequência clínica.

São indolores e não estão sujeitos a rutura e hemorragia.

Uma dilatação focal de uma veia ou grupo de vénulas é designada por VARIX.

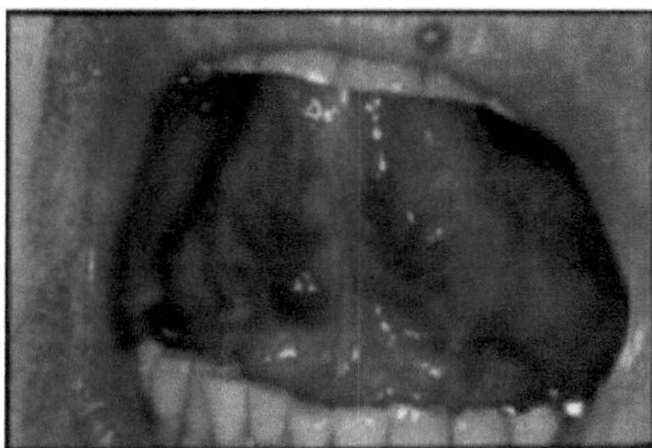

Estas lesões tendem a ocorrer em pessoas idosas e localizam-se principalmente no lábio inferior, aparecendo como pigmentação focal elevada.

Podem ser azuis, vermelhas ou púrpuras e a mucosa superficial é lobulada ou nodular.

Alguns apresentam branqueamento e outros não, devido à formação de trombos intravasculares.[3]

## CARACTERÍSTICAS MICROSCÓPICAS

O exame microscópico da variz revela uma veia dilatada, cuja parede apresenta pouco músculo liso e tecido elástico pouco desenvolvido. Se tiver ocorrido uma trombose secundária, o lume pode conter zonas de plaquetas e eritrócitos em camadas concêntricas (linhas de Zahn). O coágulo pode organizar-se através de tecido de granulação com posterior recanalização. Os trombos mais antigos podem apresentar calcificação distrófica, resultando na formação de flebólitos

## TRATAMENTO

➢ As varizes sublinguais são normalmente assintomáticas e não está indicado qualquer tratamento
➢ As varicosidades solitárias dos lábios e da mucosa bucal podem ser removidas cirurgicamente, incluindo eletrocirurgia e criocirurgia.
➢ A injeção intralesional de tetradil sulfato de sódio a 1% é eficaz, mas é mais dolorosa do que a simples

excisão.

> O agente esclerosante deve ser injetado diretamente no lúmen com uma seringa de tuberculina (depósito de 0,05 - 0,15 ml/cm3.[27]

## ANGIOSARCOMA

> O angiossarcoma é uma neoplasia maligna rara do endotélio vascular que pode surgir a partir de vasos sanguíneos ou linfáticos e que compreende apenas 2% dos sarcomas dos tecidos moles. Mais de 50% de todos os casos ocorrem na região da cabeça e do pescoço, sendo o couro cabeludo e a testa o local mais comum. As lesões orais são bastante raras.

> O termo hemangioendotelioma é utilizado para descrever um tumor vascular com caraterísticas microscópicas intermédias entre os hemangiomas e os angiossarcomas. Estes tumores também são raros e são considerados de malignidade intermédia.[3]

> Por definição, as células lesionais do angiossarcoma devem apresentar algum grau de diferenciação vascular, quer ao nível da microscopia ótica, quer nos estudos imuno-histoquímicos.

> Outras terminologias utilizadas para este tumor são hemangioblastoma maligno, sarcoma telangiectásico, hemangioendotelioma, sarcoma angiofibro.[31]

## CARACTERÍSTICAS CLÍNICAS: -

> Os angiossarcomas ocorrem geralmente na 5ª e 6ª décadas de vida. "Uma revisão da literatura" que varia entre 1 e 67 anos. Neste caso, a idade do doente é de 68 anos.

O angiossarcoma cutâneo da cabeça e do pescoço é mais comum em doentes idosos.

Afecta habitualmente a mandíbula.

Clinicamente, os angiossarcomas são redondos ou evitam nódulos azulados. As lesões iniciais assemelham-se frequentemente a uma simples nódoa negra, o que pode levar a um atraso no diagnóstico.

No entanto, a lesão continua a aumentar, o que resulta numa superfície elevada, nodular ou ulcerada

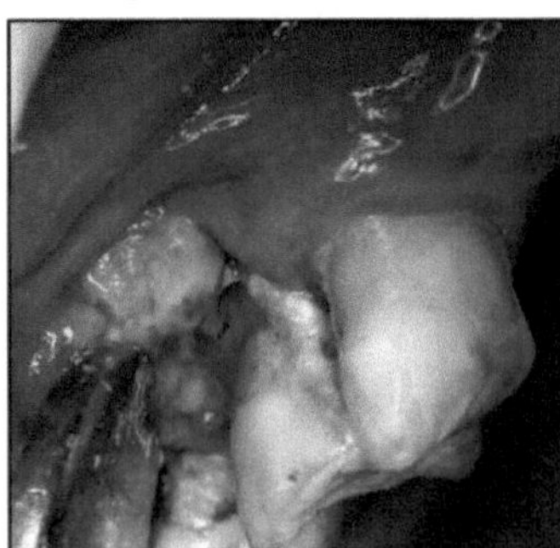

mas a lesão é geralmente indolor, firme à palpação e capaz de sangrar espontaneamente.[31]

## CARACTERÍSTICAS HISTOPATOLÓGICAS: -

Histologicamente, existem 3 padrões principais de crescimento: Um padrão angiomatoso com -

    a) Caraterísticas epiteliais

    b) Um padrão de células fusiformes

c) Um padrão indiferenciado ou sólido

Estes padrões podem ser misturados no mesmo tumor. O angiossarcoma é caracterizado por uma proliferação infiltrativa de vasos sanguíneos revestidos por endotélio que formam uma rede de anastomoses .[3]

As células endoteliais são hipercromáticas e têm um aspeto típico[3] , com nucléolos proeminentes. As células endoteliais amontoam-se frequentemente no interior dos lúmens vasculares

Pode observar-se um aumento da atividade mitótica.

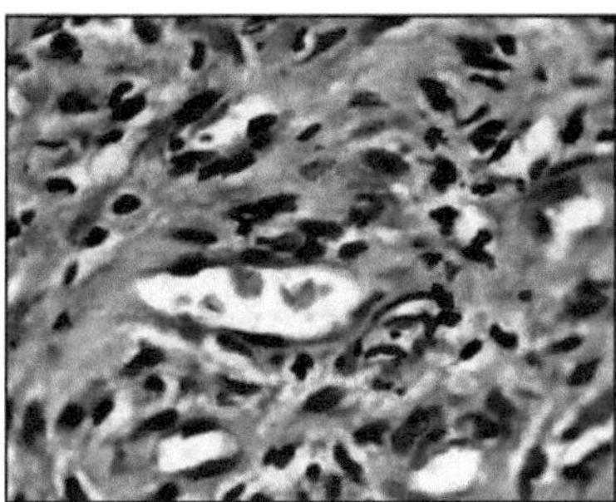

O exame microscópico da amostra de biópsia mostrou fragmentos de tecido mole compostos por espaços vasculares mal fundidos interligados que permeavam o T.C.

Os angiossarcomas dos tecidos moles orais são uma neoplasia agressiva que resulta em recidiva local frequente, metástases precoces e baixa taxa de sobrevivência.

Diagnóstico diferencial:

D/D clínica: - Granuloma piogénico, granuloma de células gigantes, sarcoma de Kaposi, hemangioma, melanoma maligno.

Imunohistoquímica: -

Anteriormente, os antigénios e lectinas relacionados com o fator VIII eram utilizados para auxiliar o diagnóstico

Recentemente, a expressão de outro antigénio, o CD31, foi utilizada como marcador de diagnóstico específico para esta neoplasia

Os anticorpos dirigidos contra o antigénio do fator VIII mostraram uma imunorreactividade irregular e fraca

Os anticorpos dirigidos contra o CD31 mostraram tecido lesional intensamente decorado.

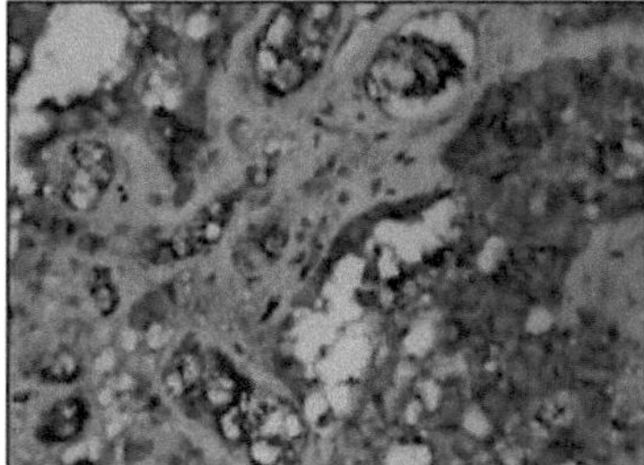

O anticorpo de vimentina corou as células lesionais de forma difusa e uniforme

Estes padrões apoiaram o diagnóstico de angiossarcoma.

Tratamento:

> O tratamento do angiossarcoma é muito complicado devido à infiltração difusa com que estes tumores são tipicamente observados.

> A cirurgia em combinação com a radiação permite um controlo mais favorável ou ambas podem ser utilizadas separadamente.

> O prognóstico do angiossarcoma da face e do couro cabeludo é mau, com uma taxa de sobrevivência de 10 anos de apenas 2%.[27]

## SARCOMA DE KAPOSI:

Mortiz Kaposi descreveu uma entidade tumoral, Idopatisches multiples pigmentsarkom der Haut, 32 em 1872, que mais tarde veio a ser o seu nome.[32]

De acordo com o relatório original, o tumor era um sarcoma de origens múltiplas encontrado principalmente entre os judeus, especialmente os Ashkenazi. O SK era raramente encontrado na cavidade oral antes de 198338. Kaposi observou que a lesão ocorria mais frequentemente na pele das extremidades, mas estava ciente de que também podia envolver órgãos internos. A ocorrência de lesões em múltiplas localizações, incluindo órgãos internos, é uma caraterística da SK. No início dos anos 80, o SK tornou-se bastante comum devido à sua propensão para se desenvolver em indivíduos infectados pelo VIH45 .

O SK é uma neoplasia multicêntrica de possível etiologia viral que surge a partir de células endoteliais e pericitos, dos quais são conhecidos quatro tipos.[33]

1) Clássico ou mediterrânico

2) Endémica ou africana

3) Imunossupressão pós-transplante ou iatrogénica associada

4) Epidemia ou associada à SIDA

1] A forma clássica/mediterrânica surge geralmente em dois contextos clínicos distintos

> Homens idosos (na mucosa oral e na pele das extremidades inferiores).

• 90% ocorre em homens. Afecta indivíduos de ascendência italiana, judaica ou salvídica.

• Múltiplas máculas e placas azuladas - púrpuras estão presentes na pele das extremidades inferiores. Estas lesões crescem lentamente ao longo de muitos anos e evoluem para nódulos tumorais indolores. As lesões orais são raras e envolvem mais frequentemente o palato.

> Crianças da África equatorial (nos gânglios linfáticos) é caracterizada pelo aumento dos gânglios linfáticos e pode envolver progressivamente muitos grupos de gânglios, sendo uma doença agressiva e potencialmente letal. Não apresenta as lesões orais.

II] Sarcoma de Kaposi endémico ou africano dividido em quatro subtipos

> Um tipo nodular benigno, semelhante ao sarcoma de Kaposi clássico.

> Um tipo agressivo ou infiltrativo, caracterizado pelo desenvolvimento progressivo de lesões localmente invasivas que envolvem os tecidos moles e o osso subjacentes.

> Uma forma florida, caracterizada por lesões agressivas, rapidamente progressivas e amplamente disseminadas, com envolvimento visceral frequente.

> Um tipo linfadenopático único, que ocorre principalmente em crianças jovens de raça negra e

apresenta tumores generalizados e de crescimento rápido dos gânglios linfáticos, ocasionalmente lesões de órgãos viscerais e envolvimento esparso da pele. O envolvimento nodal visceral e maciço indica um mau prognóstico, apesar da boa resposta do tumor em geral à quimioterapia

III] Tipo Iatrogénico:

O sarcoma de Kaposi foi considerado iatrogénico quando surgiu durante a terapêutica imunossupressora após o transplante de órgãos, durante a terapêutica prolongada com doses elevadas de esteróides ou durante a quimioterapia para uma neoplasia. Está provavelmente relacionada com a perda de imunidade celular, que ocorre como resultado dos fármacos imunossupressores.

Os indivíduos normalmente afectados são de ascendência italiana, judaica e eslava. A evolução clínica da doença nestes doentes é indolente, mas por vezes pode ser muito agressiva, apresentando envolvimento visceral.

Recentemente, Schulhafer e colaboradores relataram o caso de um doente homossexual do sexo masculino em que a SK se desenvolveu enquanto ele estava a ser tratado com prednisona para a púrpura de Henoch-Schonlein

No entanto, o SK é relatado mesmo em receptores não transplantados tratados com prednisona isoladamente ou em combinação com azatioprina. Estes doentes, que foram principalmente afectados por artrite Rh, LES, pênfigo vulgar, penfigoide bolhoso, dermatomiosite, os tumores localizavam-se principalmente nas extremidades inferiores e são menos agressivos.

IV] SK associada a epidemias ou à SIDA:

O aparecimento do KS pode ser o primeiro sinal de SIDA. Nos doentes com SIDA, o tumor começa como um processo neoplásico multicêntrico que se manifesta como múltiplas máculas vermelhas/púrpura (de aspeto vascular) e, numa fase mais avançada, como nódulos, que ocorrem na pele ou em áreas mucosas.

O tronco, os braços, a cabeça e o pescoço são os locais anatómicos mais frequentemente envolvidos.

As lesões orais são observadas em cerca de 50% dos doentes afectados e são o local inicial de envolvimento em 20% a 25%.

Qualquer local da mucosa pode estar envolvido; o palato duro, a gengiva e a língua são os mais frequentemente afectados. A neoplasia pode invadir o osso e criar mobilidade dentária se estiver presente no palato ou na gengiva. As lesões começam como zonas planas de descoloração castanha ou púrpura avermelhada que não descoram. A dor, a hemorragia e a necrose podem tornar-se um problema e necessitar de tratamento.[34]

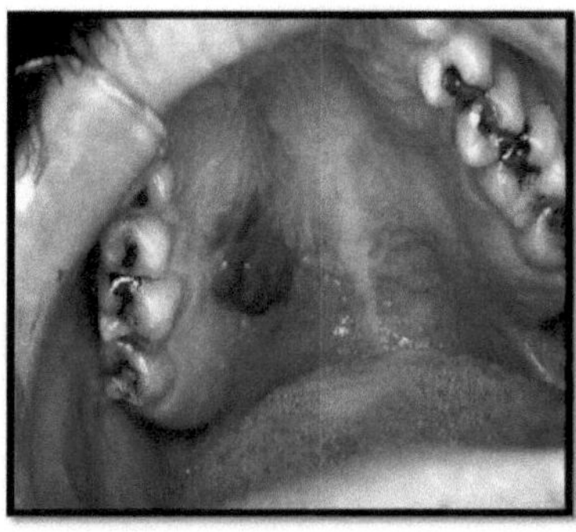

Na área da cabeça e pescoço, a ponta do nariz é peculiar, mas o envolvimento facial, do couro cabeludo, periorbital e da conjuntiva também é típico. A neoplasia pode envolver os gânglios linfáticos, os tecidos moles das extremidades e o TGI.

Em fases avançadas, a neoplasia pode envolver órgãos como os pulmões, o fígado, o pâncreas, o baço e a glândula suprarrenal.

"BROOK" apresentou a hipótese de que a SK não é uma neoplasia maligna, mas uma hiperlasia benigna, potencialmente controlável e reversível. Embora a SK possa infiltrar-se em órgãos vitais, a causa de morte é geralmente uma infeção oortunística, principalmente a neumocysticcariniineumonia.

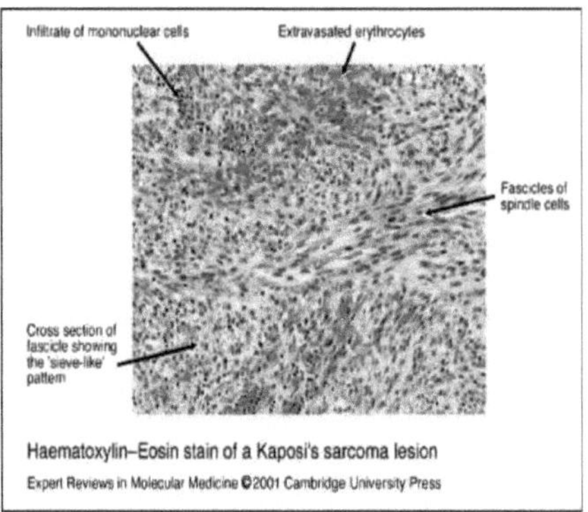


Fator causal

Recentemente, foram isoladas sequências de ADN específicas de um novo vírus do herpes (HHV8 ou KSHV) em lesões de todas as variantes do SK. Achados serológicos recentes detectaram o aparecimento de anticorpos anti-KSHV antes da manifestação clínica do SK em indivíduos VIH positivos. Acredita-se que este vírus seja o agente etiológico.

Os homens homossexuais apresentam maior incidência de SK com SIDA, tendo sido sugerido que existe um agente transmissível prevalente na população homossexual que estimula factores, como a proteína da angiogénese, que podem ser críticos na patogénese da neoplasia.[35] Caraterísticas histopatológicas:
A SK evolui tipicamente através de 3 fases

1. Patch (macular)
2. Placa
3. Nodular

A fase de retalho é caracterizada por uma proliferação de vasos em miniatura. Isto resulta numa rede vascular irregular e recortada que rodeia os vasos pré-existentes. Por vezes, estruturas normais, como folículos pilosos ou vasos sanguíneos pré-existentes, podem parecer salientes nestes novos vasos (sinal do promontório). As células endoteliais lesionais têm um aspeto baço e podem estar associadas a linfócitos e plasmócitos dispersos. A fase de placa demonstra uma maior proliferação destes canais vasculares, juntamente com o desenvolvimento de um componente significativo de células fusiformes.
Estágio nodular as células fusiformes aumentam para formar uma massa semelhante a um tumor nodular que pode assemelhar-se a um fibrossarcoma ou a outros sarcomas de células fusiformes, No entanto, estão

presentes numerosos eritrócitos extravasados.[32]

Patogénese:

A capacidade de cultivar células fusiformes a partir de material de SK associado ao VIH proporcionou um modelo para estudar a patogénese e a biologia molecular da SK

- Foi inicialmente referido que o meio condicionado de linfócitos T CD + transformados infectados com o vírus linfotrópico de células T humanas I (HILV-I) ou HTLV-II era capaz de estimular o crescimento de células fusiformes (obtidas de doentes com VIH-KS) in vitro.
- A oncostatina M foi um importante fator de estimulação nestes meios condicionados. Além disso, verificou-se que os meios condicionados de linfócitos T activados contendo numerosas citocinas e factores de crescimento angiogénicos induziam as células vasculares normais em cultura a adquirir a morfologia fusiforme típica das células KS. Estas citocinas incluíam IL-I, II-6, TNF, GM-CSF (fator estimulador de colónias de granucócitos e macrófagos) e fator de crescimento derivado de plaquetas (PDGF).
- O produto genético TAT do VIH (Tat) também estimula o crescimento de células fusiformes in vitro.
- Verificou-se também que as células fusiformes de KS em cultura segregam uma variedade de citocinas capazes de estimular o seu próprio crescimento de forma autócrina e parácrina. Estas citocinas incluem (bfgf), IL-I, PDGF, TNF e GM-CSF.

Um relatório recente descobriu que o fator de crescimento endotelial vascular (VEGF), também designado por fator de permeabilidade vascular (VPF), é produzido pelas células fusiformes KS in vitro.

Estas células fusiformes segregam uma variedade de factores angiogénicos, tendo em conta a importância microscópica da neovascularização no desenvolvimento patológico das lesões de SK in vivo.

1. Existem algumas provas epidemiológicas que apoiam a presença do cofator DST, que pode estar direta ou indiretamente envolvido na patogénese da SK
2. Alguns relataram a presença do vírus do papiloma em tecido de biópsia de SK associado ao VIH e clássico.
3. O papel do VIH na patogénese da SK é parcialmente compreendido.
4. A proteína Tat codificada pelo VIH pode estimular as células fusiformes.
5. Foi relatado que os animais transgénicos portadores do gene tat desenvolvem lesões semelhantes a KS.
6. O Tat ou algum cofator de infecções, como a presença de citocinas de ativação imunitária, pode induzir uma alteração nas células normais para a morfologia de células fusiformes.[36]

Estas células fusiformes podem então segregar citocinas que induzem a proliferação autócrina e parácrina, a neovascularização e o recrutamento de várias células normalmente encontradas nas lesões de SK in vivo.

Tratamento:

As modalidades de tratamento incluem radiação, cirurgia e quimioterapia.

       i)     Radiação:

As lesões orais devem ser abordadas com precaução, uma vez que se pode desenvolver uma mucosite demasiado grave.45 As recomendações actuais da Universidade da Califórnia são a utilização de fracções de

150 cGy para uma dose total de cerca de 1500 cGy. Esta é geralmente bem tolerada e não se observa qualquer compromisso no controlo do tumor. Na maioria dos casos, após o tratamento, uma pigmentação residual plana indica doença inativa

        ii)    Excisão cirúrgica.

        iii)    Quimioterapia:

A utilização intralesional de Vinblastin em doses que variam de 0,01 a 0,04 mg (intralesional múltiplo) pode ser uma alternativa eficaz para a boca.

O tratamento é repetido a cada 2-4 semanas até à remissão da massa tumoral.

Pode ocorrer desconforto no local da injeção e durar 1-3 dias.

Profilaxia com agentes antifúngicos e/ou anti-herpéticos.

Começar pelo menos 3 dias antes do início da radioterapia e continuar durante todo o tratamento pode ajudar a reduzir o tratamento.[34]

## TELANGIECTASIA HEMORRÁGICA HEREDITÁRIA:

(OSLER -WEBER -RENDU Doença)

A doença foi inicialmente descrita por Babington em 1865 e reconhecida como uma doença hereditária caracterizada por epistaxes recorrentes. Osler, Parkes - Weber & Hanes definiram o processo clínico e patológico envolvido na doença e deram-lhe um nome.[3]

Caraterísticas clínicas:

A HHT é uma doença hereditária autossómica dominante. É muito mais comum do que se estimava anteriormente, com uma prevalência de 1:5.000 - 10.000.

A doença afecta principalmente os adultos, mas as crianças também são afectadas.

É diagnosticada inicialmente devido a episódios frequentes de epistaxis, a mucosa nasal e orofaríngea apresenta numerosas pápulas vermelhas, com 1-2 mm de tamanho, e branqueia à diascopia. Este branqueamento indica que a cor vermelha se deve ao sangue contido nos vasos sanguíneos (coleção de capilares dilatados (telangiectasias) perto da superfície da mucosa).[3]

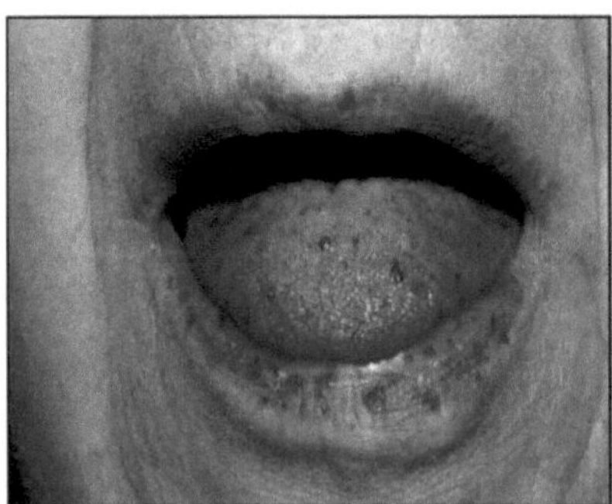

Estes vasos telangiectásicos são mais frequentemente encontrados no bordo vermelhão do lábio, na língua e na mucosa bucal, embora qualquer local da mucosa possa estar envolvido. Também são observados nas mãos, pés, mucosa gastrointestinal, mucosa geniturinária e mucosa conjuntival.

A aneamia crónica por deficiência de ferro é frequentemente um problema para estes doentes.

A fístula arteriovenosa pode desenvolver-se nos pulmões, fígado e cérebro.

As lesões cerebrais parecem predispor estes doentes para a formação de abcessos cerebrais.

O aspeto destas lesões telangiectásicas divide-se em três categorias:

mácula ou pápula

nodular

tipo aranha

A cor destas lesões na mucosa oral é vermelho cereja, enquanto na pele é mais ténue, em tons variáveis de castanho azulado.[37]

A cor depende do tipo de sangue existente nos vasos dilatados.

O aparecimento das lesões cutâneas ocorre geralmente na 2ª ou 3ª décadas, ou mesmo mais tarde. O envolvimento da pele na região circum-oral é patognomónico.

Existem três condições em que foram registadas telangiectasias múltiplas

        a) Telangiectasia hemorrágica hereditária,

        b) Doença de Raynaud - esta doença vasomotora resulta num espasmo das artérias das partes acrais durante o tempo frio.

        c) Síndrome C.R.S.T. - Em 1964, Winterbaver descreveu outra síndrome com os achados associados de calcinose subcutânea, doença de Raynauds, esclerodactilia e telangiectasia múltipla.

Histopatologia:

As caraterísticas microscópicas mostram essencialmente uma coleção localizada superficialmente dos seus espaços vasculares com paredes que contêm eritrócitos.

Estudo por microscopia eletrónica:

A maioria dos vasos afectados (dilatados) foi examinada com E.M. e identificada como pequenas vénulas na submucosa superior. Nestas vénulas, as células endoteliais achatadas estavam unidas por uma sobreposição defeituosa das vilosidades terminais do citoplasma alargado. As vénulas afectadas apresentavam assim muitas lacunas endoteliais que estavam obstruídas por trombos. Nos bordos destas lacunas, estavam presentes vilosidades intactas de células endoteliais, sugerindo que a separação por deslizamento das junções vilosas sobrepostas formava as lacunas. O lantânio infiltrou-se no lúmen. O tecido conjuntivo perivascular mostrou muitas alterações anormais

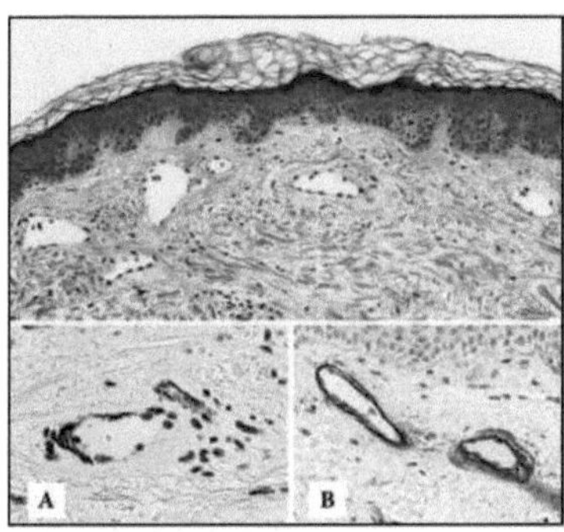

Pensou-se que este era um fator etiológico importante porque estas pequenas vénulas não tinham outro suporte perivascular, como pericitos, músculos lisos e fibras elásticas. Defeitos básicos: A forma mendeliana dominante de telangiectasia é considerada uma doença degenerativa que se manifesta como um defeito nos vasos periféricos que não estão presentes à nascença.

O defeito básico de desenvolvimento foi descrito como

        a)   Defeito na parede do vaso e tecido mesenquimal.

        b)   Desenvolvimento de shunts arteriovenosos (A-V).

Diagnóstico:

A tríade de diagnóstico cardinal é:

        a)   Hemorragias recorrentes

        b)   Telangiectasias

        c)   História familiar de hemorragias e telangiectasias recorrentes.

Achados concomitantes - fraqueza, perda de peso, dor abdominal, dispneia, cianose, baqueteamento dos dedos e choque.

Há 3 constatações a ter em conta no que respeita à HHT.

1) Não se trata de um defeito do mecanismo de coagulação: PT, PTT, BT e CT seriam normais.

2) Não se trata de um defeito num componente do sangue, pelo que o hemograma é normal, exceto em caso de anemia.

3) Não se trata de um defeito generalizado a todos os pequenos vasos sanguíneos, mas envolve apenas os vasos que apresentam telangiectasia superficial.26

Genética:

A HHT é uma doença vascular herdada de forma dominante

1) A endoglina é o gene mutado na HHT-116, esta mutação ocorre no cromossoma 9 45 e está associada a uma maior prevalência das malformações arteriovenosas pulmonares.

2) O gene ALK - 1 está mutado na HHT - 2. (ALK - 1 - Activin recetor-like kinase 1) Os doentes afectados com HHT - 1 tendem a ter um maior envolvimento pulmonar, enquanto que os doentes com HHT - 2 têm geralmente uma doença mais ligeira e de início mais tardio.

Tratamento:

i.    Casos ligeiros - sem tratamento

ii.   Casos moderados - criocirurgia selectiva ou electrocauterização.

iii.  Pacientes gravemente afectados, particularmente afectados por episódios repetidos de epistaxis → procedimento cirúrgico para o septo nasal, (septaldermoplastia)

iv.  A mucosa nasal envolvida é removida e substituída pelo enxerto de pele.

v.   Ablação por laser das lesões telangiectásicas.

vi.  Terapia de substituição do ferro indicada para doentes com anemia por deficiência de ferro.

vii. Os procedimentos dentários podem causar bacteriémia em doentes com HHT e evidência de malformações arteriovenosas pulmonares, pelo que devem ser administrados antibióticos profilácticos. O prognóstico é geralmente bom, embora se registe uma taxa de mortalidade de 1-2%

devido a complicações relacionadas com perdas de sangue.[38]

# LESÕES MELANÓTICAS CASTANHAS

### 1) Macula melanótica oral e efélis:-

O nome ephelis (plural-ephelides) deriva das palavras gregas epi-upon e heliossun e implica o papel etiológico obrigatório da luz solar.

As efélides encontram-se nas áreas expostas ao sol do rosto, pescoço, ombros, costas e mãos. Não se encontram na pele que nunca está exposta à luz solar, como as zonas que estão sempre cobertas por roupa. Não estão presentes nas membranas mucosas.

Uma efélis é uma pequena mácula hiperpigmentada da pele, mais frequentemente observada no rosto, braços e costas de pessoas de pele clara e olhos azuis. Podem estar associadas a uma forte predileção genética.[3]

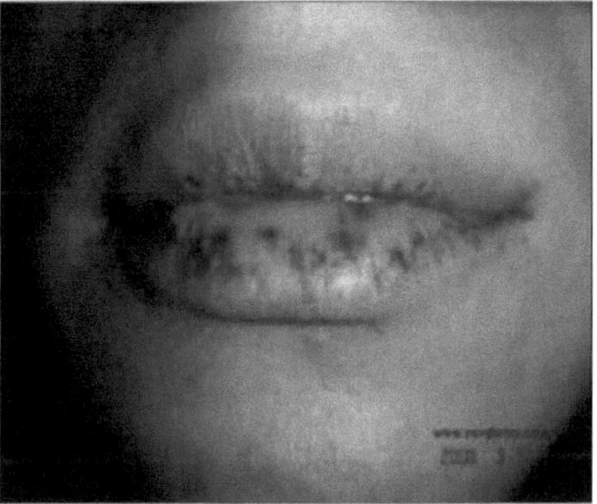

Caraterísticas clínicas

As efélides tornam-se visíveis durante a primeira década. Durante a vida adulta, as máculas tornam-se menos proeminentes. Não há predileção pelo sexo. As pessoas com cabelo louro ou ruivo têm maior probabilidade de ter efélides.

As crianças raramente são afectadas. Cada mácula é redonda ou oval e tem menos de 3 mm de diâmetro.

Grande variabilidade no número de efélides, algumas pessoas têm menos de 10 máculas e outras têm 100 máculas.

Tem uma coloração castanha clara uniforme e é nitidamente demarcada da pele circundante. A cor castanha não é escura como no lentigosimplex.[37]

Os efélides podem ser encontrados no bordo vermelhão dos lábios (lábio inferior), porque recebe mais exposição solar do que o lábio superior. Efélides periorais associados ao síndroma de Peutz-Jeghers e à doença de Addisons.

Caraterísticas histopatológicas -

É constituído por epitélio estratificado com aumento da pigmentação de melanina na camada basal sem aumento do número de melanócitos.

Na pele, sabe-se que os traumas físicos crónicos e o calor estimulam a produção excessiva de melanina.

Tratamento:-

Não é necessário qualquer tratamento.

As loções de proteção solar podem prevenir o aparecimento de novas sardas e ajudar a evitar o escurecimento da mácula existente.[28]

2) Macula melanótica oral:-

A contra-parte intra-oral da efilis é a mácula melanótica oral.

O termo "mácula melanótica oral" foi sugerido por Page e seus colaboradores sem um fator etiológico identificável. A mácula melanótica oral recebeu vários nomes inadequados, como "efilis, melanócitos focais".[3]

Embora a aparência histológica da mácula melanótica da mucosa oral seja semelhante à da efélis da pele, não está de todo relacionada com a exposição ao sol (como na efélis) e, por conseguinte, o termo efélis é um nome incorreto para as lesões intra-orais

Caraterísticas clínicas:

Ocorre em qualquer idade, com idade média de 41 anos

Predileção igual pelo sexo, no entanto as amostras de biopsia demonstram uma predileção feminina de 2:1.

A zona vermelhão do lábio inferior é o local mais comum de ocorrência (33%), seguida da mucosa bucal, gengiva e palato. As lesões típicas aparecem solitárias (17% são múltiplas), bem demarcadas, uniformemente bronzeadas a castanho-escuras, assintomáticas, redondas ou ovais, com um diâmetro de 7 mm ou inferior. Ocasionalmente, as lesões podem ser azuis ou pretas[45] com contornos irregulares. O termo mácula melanótica deve ser reservado para lesões em que existe uma correlação clinicopatológica entre as caraterísticas clínicas de uma mácula pigmentada discreta e as caraterísticas histológicas de hiperpigmentação da camada de células basais e da lâmina própria.[39]

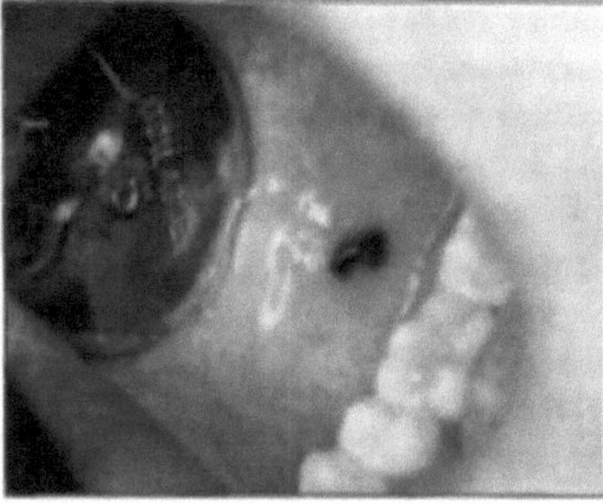

O termo melanose focal deve ser utilizado como designação histológica quando a hiperpigmentação da camada de células basais e/ou da lâmina própria está associada a uma condição patológica clinicamente não pigmentada. A mácula melanótica intra-oral não tem potencial maligno, mas um melanoma precoce pode ter um aspeto clínico semelhante.[4]

Caraterísticas histopatológicas:-

A mácula melanótica oral é caracterizada por um aumento da melanina (& melanócitos) nas camadas basal e parabasal de um epitélio escamoso estratificado normal.

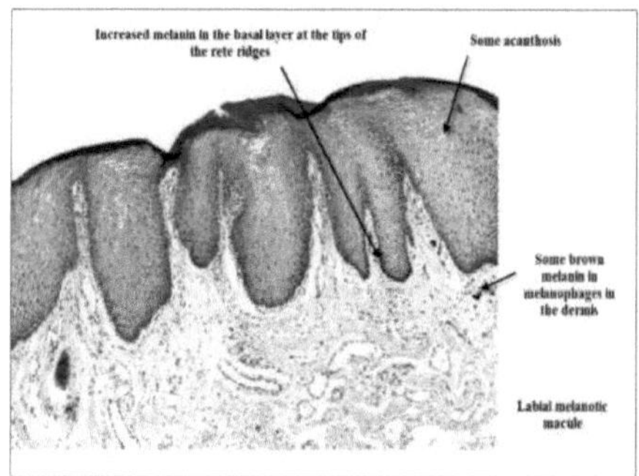


A melanina pode ser vista livre ou dentro de melanófagos no tecido conjuntivo subepitelial (incontinência de melanina)

A lesão normalmente não apresenta cristas alongadas da retina.[25] Tratamento:

Não é necessário tratamento para a mácula melanótica oral, exceto por considerações estéticas. Quando necessário, a biopsia ecisional é o tratamento preferido.

A electrocauterização, a ablação por laser ou a criocirurgia são eficazes, mas não resta tecido para exame histopatológico após estes procedimentos.[27] NEVUS CELULAR E NEVUS AZUL

O termo genérico nevo refere-se às malformações da pele (e da mucosa) que são de natureza congénita ou de desenvolvimento. Os nevos podem surgir do epitélio superficial ou de qualquer variedade de tecido conjuntivo subjacente. O nevo mais comummente reconhecido é o nevo melanocítico adquirido, ou uma verruga comum. Os nevos são devidos a proliferações benignas de melanócitos. Existem dois tipos principais de nevos com base na histologia e na clínica.[25] i) Nevos nevo-celulares:

Estes surgem dos melanócitos da camada basal no início da vida. Uma vez que a proliferação é mínima, estes nevos são maculares e são classificados como nevos juncionais. São planos e castanhos e têm um contorno regular redondo ou oval. Com o passar do tempo, os melanócitos formam aglomerados na junção epiteliomesenquimal e começam a proliferar para baixo na T.C. sem invadir vasos ou linfáticos. No final da puberdade, os melanócitos (agora conhecidos como células nevus) nos nevos compostos perdem a sua continuidade com o epitélio de superfície e as células localizam-se nas T.C. mais profundas.

ii) Nevo azul:

Não é derivado dos melanócitos da camada basal. O nevo azul é azul na pele porque as células melanocíticas residem profundamente na T.C. e os vasos sobrejacentes atenuam a coloração castanha da melanina, produzindo uma tonalidade azul. Os melanócitos do nevo azul diferem dos nevos nevocelulares na morfologia, sendo mais fusiformes e contendo quantidades significativas de pigmentos. O nevo azul é também conhecido como dermalmelanocitoma ou nevo de Jadassohn-Tieche[40] . Trata-se de uma proliferação benigna e pouco frequente de melanócitos dérmicos. São reconhecidos dois tipos de nevus azul:

i)      O nevo azul comum e

ii)     O nevo azul celular

Caraterísticas clínicas:

O nevo azul comum afecta qualquer local da mucosa, mas tem predileção pelo dorso das mãos e dos pés, pelo couro cabeludo e pela face. As lesões orais encontram-se sempre no palato. Verifica-se uma predileção pelo sexo feminino. Apresenta-se como uma lesão macular / em forma de cúpula, azul ou preta, com menos de 1 cm de diâmetro.

O nevo azul celular é muito menos comum e desenvolve-se normalmente durante 2nd a 4th anos de vida, mas pode ser congénito.

Mais de 50% surgem na região sacrococcígea ou das nádegas, podendo também ser observados noutros locais

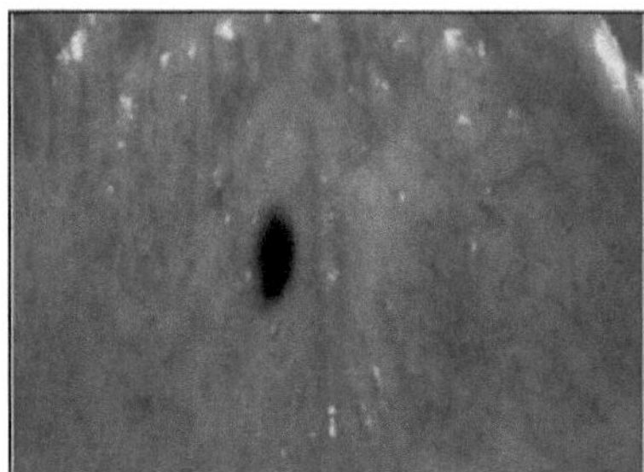

superfícies mucosas / cutâneas. Clinicamente, apresenta-se como uma pápula ou nódulo negro-azulado, de crescimento lento, que por vezes atinge um tamanho de 2 cm ou mais.

O nevo melanocítico adquirido começa a desenvolver-se na pele durante a infância e a maioria das lesões cutâneas está presente antes dos 35 anos de idade.

- Ambos os sexos são afectados, com predileção pelo sexo feminino
- Comum em brancos
- A distribuição da lesão é acima da cintura, sendo a cabeça e o pescoço locais comuns.
- Na mucosa oral, tanto os nevos nevocelulares como os nevos azuis tendem a ser castanhos e podem ser maculares ou nodulares. Ocorre no palato e na gengiva, mas a mucosa bucal e os lábios também estão envolvidos.
- Quando atingem um determinado tamanho, o seu crescimento cessa e as lesões permanecem estáticas.[28] Histopatologia:

Nevo melanocítico adquirido: Caracteriza-se por uma proliferação benigna e não encapsulada de pequenas células ovóides (células nevus). As células lesionais têm núcleos pequenos e uniformes e uma quantidade moderada de citoplasma eosinofílico com células distintas,

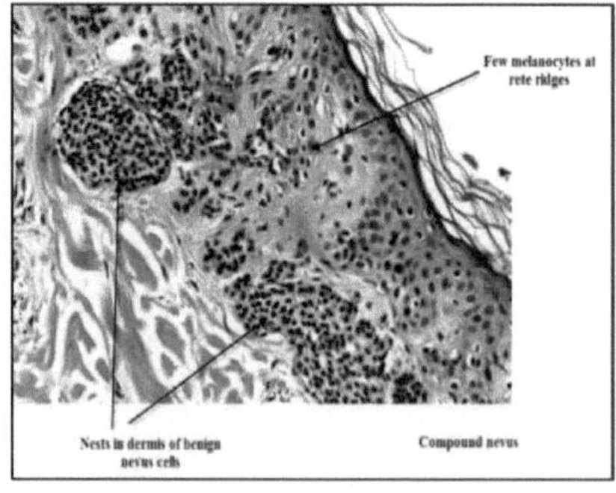

limites. Estas células demonstram uma capacidade variável de produzir melanina. Não possuem processos dendríticos como os melanócitos.

Um aspeto microscópico caraterístico é que o nevo superficial tende a organizar-se em pequenos agregados redondos (theques).

São classificados histopatologicamente de acordo com o seu estádio de desenvolvimento. Nas fases iniciais, os teques são encontrados na junção entre o epitélio e a T.C., o que é designado por nevo juncional.

As células do nevo proliferam e caem no tecido conjuntivo subjacente, agora as células estão presentes ao longo da área juncional e dentro do tecido conjuntivo, a lesão é chamada de nevo composto. Nas fases posteriores, os ninhos de células do nevo já não se encontram no epitélio, mas apenas no tecido conjuntivo. Na pele, é designado por nevo intradérmico e, na mucosa oral, por nevo intramucoso.

É frequente observarem-se zonas de diferenciação em toda a lesão.

Células superficiais - Maiores e epitelióides com citoplasma abundante, melanina frequente (intracelular), tendência para se agruparem (teques).

Células médias - As células têm menos citoplasma, raramente são pigmentadas e parecem-se muito com os linfócitos.

Células mais profundas - Têm um aspeto alongado e fusiforme, muito semelhante às células de Schwann ou aos fibroblastos.

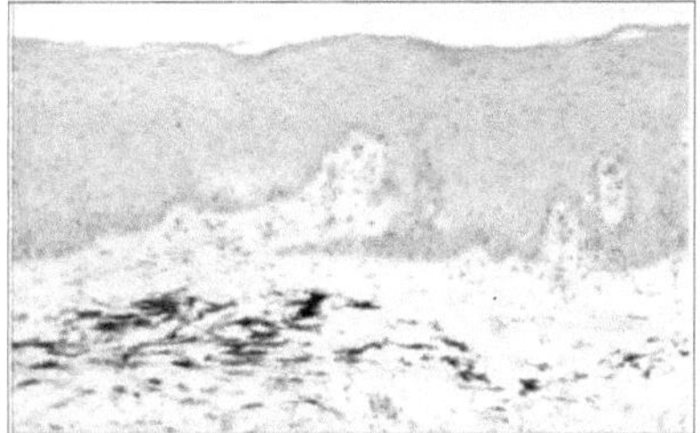

Estas variações podem também ser classificadas como

i)      Tipo A (epitelóide)

ii)     Tipo B (semelhante a um linfócito)

iii)    Tipo C (em forma de fuso)nevo
        células)

2) Nevo azul:

Consiste num conjunto de melanócitos alongados e delgados com extensões dendríticas ramificadas e numerosos glóbulos de melanina. Estas células estão localizadas profundamente na derme ou na lâmina própria e estão normalmente dispostas paralelamente ao epitélio. O nevo azul celular apresenta-se como um agregado celular altamente circunscrito de células fusiformes, volumosas e produtoras de melanina, na derme ou na submucosa.

Observam-se células fusiformes dendríticas pigmentadas típicas na periferia do tecido lesional.

Ocasionalmente, um nevo azul é encontrado em conjunto com o nevo melanocítico sobrejacente, o que é designado por nevo combinado.[37]

Outros tipos de nevos de desenvolvimento

 i) Nevo epidérmico

 ii) Nevo sebáceo

 iii) Nevo flammeus

 iv) Nevo de células basais

 v) Nevo esponjoso branco

Outras variantes de nevos melanocíticos

 i)  Nevos melanocíticos congénitos

 ii)  Nevo de auréola

 iii)  Nevus de Spitz (Melanoma juvenil benigno; nevus de células fusiformes e epitelóides)

 iv)  Nevus azul (Melanocitoma dérmico; nevus de Jadassohn-Tieche)

Tratamento e prognóstico:

- Não é necessário qualquer tratamento, exceto se for clinicamente indicado; se for indicado, aconselha-se a excisão cirúrgica conservadora de ambos os nevos. A recorrência é improvável.

- Na meia-idade, os nevos melanocíticos cutâneos tendem a regredir; aos 90 anos, restam muito poucos.

- O risco de transformação de um determinado nevo melanocítico adquirido em melanoma é de 1 em 1 milhão.

- Ambos os nevos imitam clinicamente o melanoma oral, pelo que a biopsia é aconselhável em caso de lesão pigmentada inexplicada.

Porque os melanomas orais têm um prognóstico muito mau na vida adulta.[27]

## MELANOMA MALIGNO

Sinónimos - Melanoma, Melanocarcinoma

O melanoma é uma neoplasia maligna de origem melanocítica que surge a partir de uma lesão melanocítica benigna ou de novo, a partir de melanócitos presentes numa pele ou mucosa normais. [rd]É o cancro de pele mais comum, mas pode desenvolver-se em qualquer local onde estejam presentes melanócitos.[3]

O melanoma maligno primário da mucosa oral é um tumor extremamente raro, representando 0,2 a 0,8% de todos os melanomas.

O melanoma maligno amelanótico representa apenas 2,3% de todos os melanomas. É definido como um tumor composto por melanócitos não pigmentados. No entanto, noutro relatório, um tumor sem pigmentação, clinicamente, e com pigmentação de melanina, histopatologicamente, também é incluído nesta categoria.

Pode ocorrer em qualquer faixa etária, mas é extremamente raro em idades inferiores a 30 anos. A faixa etária dos doentes com melanoma oral é de 40-70 anos, sendo a idade média de 55 anos. A população japonesa tem uma incidência relativamente elevada de melanoma maligno oral. Os locais orais mais frequentes de ocorrência são o palato e a gengiva maxilar, representando 80% de todos os melanomas.

O local mais frequente de ocorrência do melanoma da mucosa na cabeça e no pescoço é a conjuntiva, seguido do trato respiratório superior e da cavidade oral. A aparência clínica do tumor é variável e pode ser dividida nos 5 tipos seguintes com base nas caraterísticas clínicas:

    i)      Tipo nodular pigmentado.

    ii)     Tipo nodular não pigmentado.

    iii)    Tipo macular pigmentado.

    iv)    Tipo misto pigmentado.

    v)     Tipo misto não pigmentado.

Uma vez que existem muitas semelhanças entre o melanoma e o seu homólogo, o nevo melanocítico, foi desenvolvido um sistema ABCD de avaliação para ajudar a distinguir clinicamente um melanoma de um nevo melanocítico.[41]

Assimetria (devido a um padrão de crescimento descontrolado)

Irregularidade das margens (frequentemente com entalhes)

Variação de cor (que varia de tons de castanho a preto, branco, vermelho e azul, dependendo da quantidade e profundidade da pigmentação de melanina)

Diâmetro frequentemente superior a 06 nm (que é o diâmetro da borracha de um lápis)

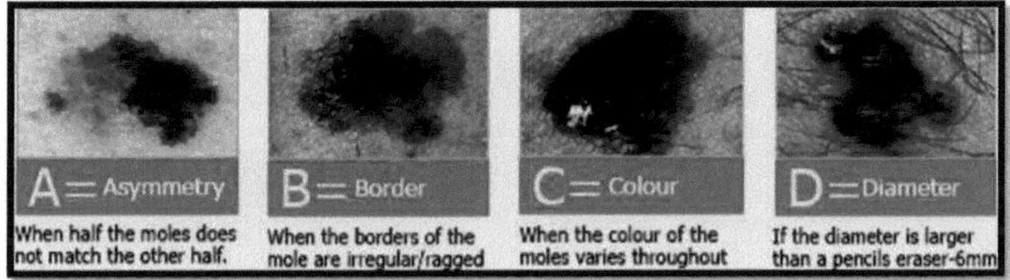


Existem duas fases no crescimento do melanoma:

    a)   Fase de crescimento radial

    b)   Fase de crescimento vertical

Fase de crescimento radial:

Esta é a fase inicial de crescimento do tumor. Durante este período, que pode durar muitos anos, o processo neoplásico está confinado à epiderme.[1] Nas fases iniciais do desenvolvimento do melanoma, a fase de crescimento radial tende a predominar no melanoma lentigo maligno, no melanoma de disseminação superficial e no melanoma acrallentiginoso.

Nestas lesões, os melanócitos malignos tendem a espalhar-se horizontalmente através da camada basal da epiderme.

Fase de crescimento vertical:

Começa quando as células neoplásicas povoam a derme subjacente.[1] No melanoma nodular, a fase de crescimento radial é muito curta ou inexistente e predomina a fase de crescimento vertical.[28] Caraterísticas clínicas:

A maioria dos melanomas é observada em adultos brancos. A idade média da pessoa afetada é de 50 a 55 anos, mas os casos estão distribuídos de forma bastante uniforme entre os 30 e os 80 anos. Poucos melanomas ocorrem nas 2nd e 3rd décadas de vida.

Quatro tipos clinicopatológicos são descritos a seguir:

2)  Melanoma de disseminação superficial

3)  Melanoma nodular

4)  Melanoma lentigomaligno

5)  Melanoma acralentiginoso

Estão incluídos mais dois tipos:-

1)  Um melanoma melanótico

2)  Outras variantes do melanoma

### 1)  Melanoma de disseminação superficial:

É a forma mais comum de melanoma. Representa 65-70% dos melanomas cutâneos. Existe numa fase de crescimento radial que tem sido designada por melanose pré-maligna ou melanoma pagetóide nos locais. Desenvolve-se ao longo de vários anos numa mancha pigmentada de contornos nítidos e ligeiramente elevada. A lesão apresenta-se como uma lesão bronzeada, castanha, negra ou mista na pele exposta ao sol, especialmente a negra. Os locais de origem mais comuns são a zona interescapular dos homens e a parte de trás das pernas das mulheres.

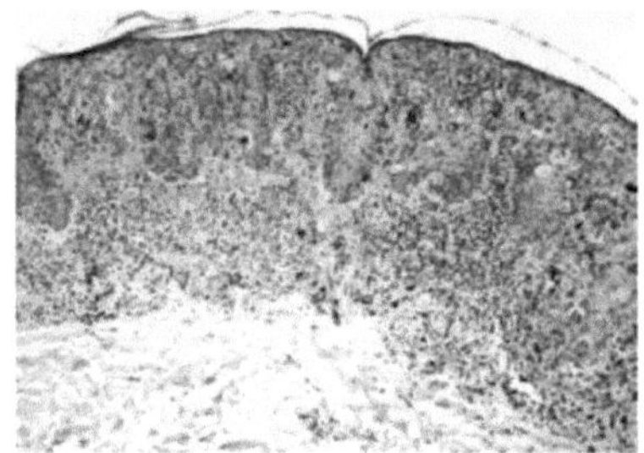

Caraterísticas histopatológicas do melanoma de disseminação superficial; grandes melanócitos atípicos com formação de ninhos ao longo da junção dermo-epidérmica e invasão da epiderme superior de forma pagetóide.

Esta forma de melanoma aparece como uma mácula com uma variedade de cores potenciais. Normalmente, a lesão tem menos de 3 cm de diâmetro máximo aquando do diagnóstico, mas pode ter várias vezes esse tamanho. Muitas lesões são ligeiramente elevadas.

Clinicamente, a invasão é indicada pelo aparecimento de nódulos ou endurecimento da superfície e ocorre normalmente no prazo de um ano após a descoberta da mácula precursora. Podem desenvolver-se máculas satélites ou nódulos de células malignas em redor da lesão primária.

### 2)  Melanoma nodular:

Representa 15% do melanoma cutâneo e 1/3rd dessas lesões desenvolve-se na cabeça e no pescoço.

Pensa-se que o melanoma nodular começa quase imediatamente na fase de crescimento vertical e, por isso, aparece tipicamente como uma elevação nodular que invade rapidamente o tecido conjuntivo.

É uma lesão exofítica profundamente pigmentada, embora por vezes as células do melanoma sejam tão pouco diferenciadas que já não conseguem produzir melanina, resultando num melanoma amelanótico não pigmentado.

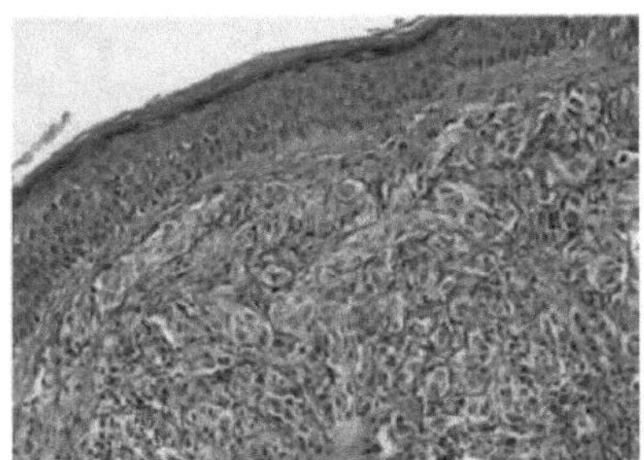

Caraterísticas histopatológicas do melanoma nodular; epiderme fina, um nódulo dérmico de me-lanócitos com um padrão de crescimento "empurrado", sem "fase de crescimento radial"

\(H&E; x100)

Esta forma de melanoma é invasiva desde o início e metastiza precocemente. O seu prognóstico é relativamente mau.

Pode aparecer como uma lesão escura, semelhante a uma baga azulada ou como uma placa elevada com uma descoloração escura bastante uniforme. O nódulo em forma de baga azulada pode apresentar um aspeto cinzento-escuro. Por vezes, estes nódulos tornam-se bastante grandes e polipóides. Os exemplos polipóides de melanoma nodular são, por vezes, cor-de-rosa com vestígios de castanho e preto espalhados pela sua periferia. [27]

### 3) Melanoma lentigomaligno:

Representa 5 a 10% dos melanomas cutâneos e desenvolve-se a partir de uma lesão precursora denominada lentigomaligna (sarda de Hutchinson). Ocorre exclusivamente na pele exposta ao sol de pessoas idosas de tez clara, particularmente na região médio-facial e representa um melanoma in situ numa fase de crescimento puramente radial.

A lesão é bastante grande, ou seja, de 3 a 6 cm de diâmetro ou mesmo maior, embora as suas porções nodulares variem de apenas alguns milímetros a 1 ou 2 cm de largura. [44] As lesões são máculas que se expandem lentamente, com bordos irregulares e uma variedade de cores, incluindo bronzeado, castanho-escuro e, por vezes, cinzento-azulado opalescente e branco, em áreas planas. Pensa-se que as áreas azul-acinzentadas e brancas no melanoma lentigomaligno são uma prova de regressão do tumor, uma vez que estão frequentemente associadas a uma história de desaparecimento de uma parte da lesão.

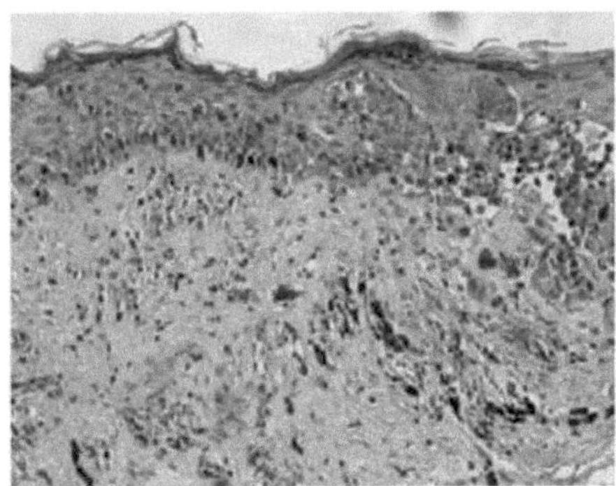

Caraterísticas histopatológicas do melanoma de lentigo ma-ligna; melanócitos únicos e hipercromáticos ao longo da camada basal e suprabasal da epiderme rodeados por um espaço claro (H&E; x100)

O doente indica normalmente que a lesão está presente e que se expandiu lentamente lateralmente durante anos. A duração média da fase de crescimento radial é de 15 anos. O aparecimento de nodularidade dentro de um lentigomaligna assinala o início da fase de crescimento invasivo e a transição para o melanoma lentigomaligna.

4)  Melanoma acralentigénico:

Recentemente, foi descoberto um quarto tipo de melanoma maligno. Este tipo de lesões ocorre nas palmas das mãos, plantas dos pés, leitos das unhas, junções mucocutâneas e algumas mucosas. Os melanomas deste tipo são a forma mais frequente nos negros e orientais, mas também ocorrem nos brancos. É também a forma mais comum de melanoma oral. Inicia-se como uma lesão escura

mácula pigmentada, com margens irregulares, que mais tarde desenvolve uma fase de crescimento nodular invasivo.[43]

Recentemente, algumas autoridades separaram esta lesão em duas entidades

      1)  Melanoma acralentiginoso

      2)  Melanoma lentiginoso das mucosas

O melanoma oral é frequentemente nodular na altura do diagnóstico, mas as lesões iniciais podem ser planas. As pessoas afectadas encontram-se normalmente na 6$^{th}$ ou 7$^{th}$ década de vida. Dois terços dos doentes são do sexo masculino. Os melanomas orais são normalmente encontrados no palato duro e no alvéolo maxilar.[41]

As lesões orais começam como uma mácula castanha a preta com bordos irregulares. A úlcera pode desenvolver-se precocemente, mas muitas lesões são massas escuras, lobuladas e exofíticas sem ulceração no momento do diagnóstico.

Mais de 20% dos melanomas orais contêm tão pouco pigmento que têm uma coloração essencialmente normal da mucosa. A dor não é uma caraterística comum, exceto nas lesões ulceradas, e a maioria das lesões permanece relativamente macia à palpação.[44]

Nos melanomas cutâneos e orais, os melanócitos atípicos são inicialmente observados na junção entre o epitélio e o tecido conjuntivo, podendo proliferar por todo o epitélio, lateralmente ao longo da camada de células basais e para baixo no tecido conjuntivo. Nas fases iniciais das neoplasias, os melanócitos atípicos são vistos dispersos entre as células epiteliais basais ou como ninhos dentro da camada de células basais.

Os melanócitos atípicos são normalmente maiores do que os melanócitos normais e têm um grau variável de pleomorfismo nuclear e hipercromatismo. O padrão microscópico resultante é designado por pagetóide porque se assemelha a um adenocarcinoma intra-epitelial designado por doença de Paget da pele.[25]

A disseminação das células lesionais ao longo da camada basal constitui a fase de crescimento radial da neoplasia. Esta disseminação lateral das células no epitélio, que ocorre antes da invasão do tecido conjuntivo subjacente, é caraterística do melanoma de disseminação superficial, do melanoma lentigomaligno e do melanoma acrallentiginoso.

No melanoma acrallentiginoso, muitos dos melanócitos têm um processo dendrítico proeminente. Quando se observam melanócitos malignos a invadir o tecido conjuntivo, dá-se a fase de crescimento vertical. As células invasivas do melanoma têm geralmente uma forma fusiforme ou epitelioide e infiltram-se no tecido conjuntivo, formando cordões ou placas de células pleomórficas.[28]

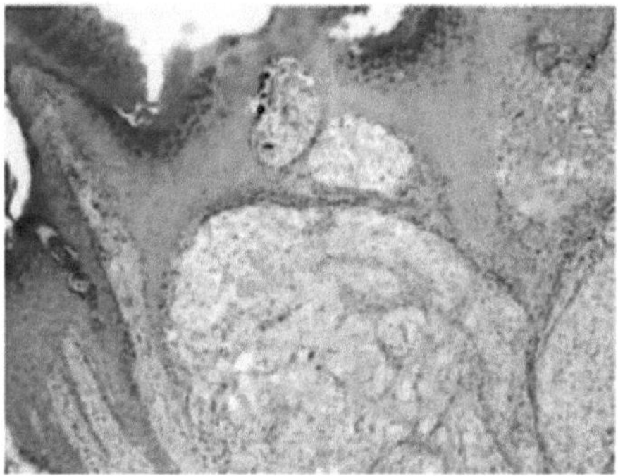

Caraterísticas histopatológicas do melanoma lenhoso acral; hiperplasia epidérmica irregular, células melanocíticas com formação de ninhos ao longo da junção dermo-epidérmica e na derme (H&E; x100)

As lesões orais tendem a mostrar invasão de linfócitos e vasos sanguíneos mais rapidamente do que as lesões cutâneas. Vários melanomas da mucosa foram descritos como contendo osso e cartilagem inequívocos, uma caraterística que pode causar confusão diagnóstica com adenoma pleomórfico, carcinoma sarcomatóide, sarcoma osteogénico, mesenquimalcondrossarcoma.

Na maioria dos casos, as células lesionais do melanoma contêm grânulos finos de melanina, mas podem não produzir melanina (melanoma amelanótico).

Os estudos imuno-histoquímicos que mostram a reatividade da proteína S-100, MART-1 e HMB-45 das células lesionais são benéficos para distinguir estes melanomas de outras doenças malignas.[37] Um melanoma melanótico:-

Ocasionalmente, os melanomas primários são inteiramente amelanóticos, sendo mais comuns os de tipo nodular.

O melanoma amelanótico surge como áreas cor-de-rosa dentro de um melanoma maligno primário pigmentado. As metástases subsequentes deste tumor são amelanóticas e não apresentam síntese de pigmento. Uma metástase melanótica é bastante mais comum do que um tumor primário amelanótico.

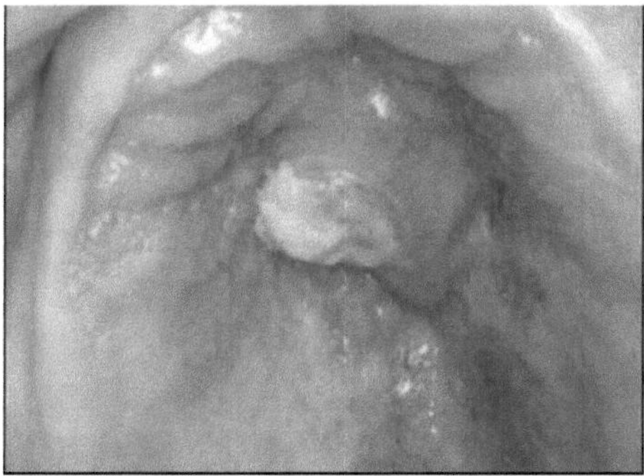

Melanoma amelanótico do palato.

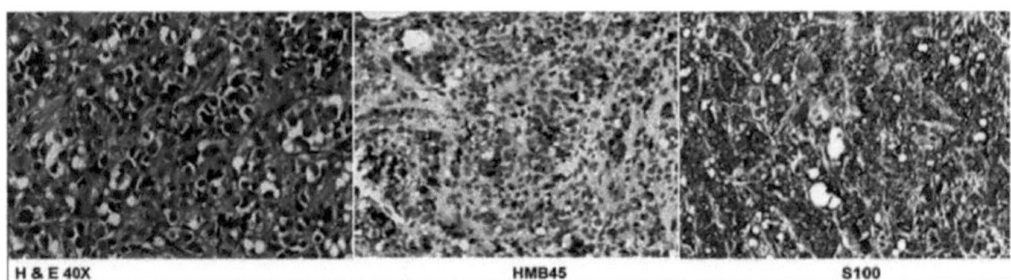


Fotomicrografia que demonstra células de melanoma com coloração positiva para HMB45 e S100. Estes achados eram compatíveis com melanoma amelanótico.

## Melanoma Stages

| Stage | Image | Description[26-24] | Work-up[6] |
|---|---|---|---|
| Stage 0 | | Both normal and abnormal melanocytes and melanin are present in the epidermis. | No further studies required. |
| Stage IA | | Tumor is ≤ 1 mm thick, with no ulceration or break in the skin. | Depending on mitotic rate, further studies might be required. |
| Stage IB | | One tumor is ≤ 1 mm thick, with ulceration. A second tumor is more than 1 mm thick but ≤ 2 mm thick, with no ulceration. | - |
| Stage IIA | | One tumor is > 1 mm thick but ≤ 2 mm thick, with ulceration; the other tumor is > 2 mm thick but ≤ 4 mm thick, with no ulceration. | Blood work to determine lactate dehydrogenase (LDH) levels along with baseline whole-body imaging might be ordered. |
| Stage IIB | | One tumor is > 2 mm but ≤ 4 mm thick, with ulceration; the other tumor is > 4 mm thick, with no ulceration. | - |
| Stage IIC | | A tumor that is > 4 mm thick, with ulceration. | - |

Dois sistemas de classificação: - Utilizados para medir a profundidade de invasão no melanoma cutâneo.[45]

| Clark's defination of level of tumor invasion | Clark's classification | Breslow's depth of invasion (mm)[2] | Estimated 10 year survival rate | |
|---|---|---|---|---|
| | | | Clark | Brestow |
| Cells confined to epithelium | Level – I | N/A | 96% | N/A |
| Cells penetrating papillary dermis | Level – II | 0.00-0.75 | 96% | 98% |
| Cells filling papillary dermis | Level – III | 0.76-1.69 | 90% | 89% |
| Cells extending into reticular dermis | Level – IV | 1.70-3.59 | 67% | 67% |
| Cells invading subcutaneous fat | Level - V | >3.6 | 26% | 43% |

→ A classificação de Clark & Breslow é o sistema mais utilizado para fins de prognóstico.

→ A profundidade de Breslow é medida a partir do topo da camada de células granulares.[28]

A utilização dos critérios de Clark não é útil para o melanoma oral porque não existe uma contrapartida intra-oral para a derme reticular e papilar.

Os bordos enrolados não são uma caraterística do melanoma oral porque os melanócitos atípicos exibem um modo pagetóide de disseminação que resulta num espessamento epitelial uniforme.[45]

Tratamento:

O tratamento do melanoma maligno cutâneo é a excisão cirúrgica. Embora a dissecção linfonodal regional esteja indicada quando os nódulos estão envolvidos, a dissecção linfonodal profilática é muito controversa.

As modalidades de tratamento do melanoma oral incluem a ressecção cirúrgica com ou sem esvaziamento do pescoço. Imuno-quimioterapia e radioterapia, a cirurgia é, até à data, a modalidade de tratamento mais utilizada.

- A radioterapia é aplicada principalmente em doentes que não podem ser submetidos a tratamento cirúrgico ou como adjuvante da cirurgia.
- A quimioterapia pré-operatória é ocasionalmente utilizada para reduzir o tamanho do melanoma e melhorar o tratamento cirúrgico.

* O agente quimioterapêutico de primeira linha é a dimetiltriazenoimidizolecarboxamida, isoladamente ou em combinação com a vincristina ou a dactinomicina. Outros fármacos imunoterapêuticos que são ocasionalmente utilizados incluem o interferão e a cimetidina que, quando utilizados em conjunto, se acredita que activam as células T assassinas e inibem as células T supressoras, resultando numa redução do tamanho do melanoma.[45] Uma das razões pelas quais as células do melanoma maligno não respondem bem à quimioterapia é o facto de criarem resistência à mesma. Um mecanismo através do qual a resistência é derivada é chamado de expressão de BCl2. A BCl2 é uma proteína que existe em delicado equilíbrio com outras proteínas relacionadas, cuja função é bloquear a apoptose das células. Através destes mecanismos, a proteína BCl2 ajuda as células cancerígenas a desafiarem os efeitos mortais da quimioterapia. Foi demonstrado que as células de melanoma maligno expressam níveis elevados da proteína BCl2. Um novo agente, o G3139, que ainda está em ensaios clínicos, utiliza uma nova abordagem no tratamento do melanoma maligno. O G3139 inibe a produção da proteína BCl2. Para tal, liga-se a moléculas específicas a nível genético que são responsáveis pelo desenvolvimento inicial da BCl2. Esta ação de ligação inibe a produção da proteína BCl2 dentro de uma célula.[46]

* O sistema de medição de Clark atribui um "nível" às lesões que depende da região cutânea anatómica mais profunda que foi invadida pelas células tumorais.

* A excisão cirúrgica é o único tratamento curativo, embora a extensão da excisão seja algo controversa. A literatura mais antiga sugere que são necessárias margens cirúrgicas de 3 a 5 cm à volta do tumor. Estudos mais recentes indicam que uma margem de 1 cm é adequada para tumores pequenos e precoces.[45]

Prognóstico:-

O prognóstico do melanoma oral é extremamente mau. Normalmente, os doentes com melanoma oral apresentam-se para avaliação numa fase tardia da doença, quando o tumor já atingiu uma espessura maior.

Por razões que não são claras, os melanomas que afectam determinados locais da pele parecem ter um pior prognóstico do que os melanomas de outros locais com uma profundidade de invasão semelhante. As áreas com um pior prognóstico são designadas por BANS (área interescapular das costas, parte posterior do braço, parte posterior e lateral do pescoço e couro cabeludo).[47]

| Stage | Clinical | Histologic |
|---|---|---|
| Stage I | Localized disease (no clinically palpable nodes) | Absence of histologic evidence of tumor in regional lymph nodes |
| Stage II | Palpable region lymph nodes | Histologic evidence of melanoma in regional lymph nodes |
| Stage III | Presence of distant metastasis | Histopathologic documentation of distant metastasis |

Melanose induzida por medicamentos

Uma variedade de fármacos pode induzir a pigmentação da mucosa oral. Estas pigmentações podem ser grandes mas localizadas normalmente no palato duro ou podem ser multifocais, em toda a boca. Em ambos os casos, as lesões são planas e sem qualquer evidência de nodularidade ou inchaço.[49]

Embora muitos medicamentos estimulem a produção de pigmento de melanina pelos melanócitos, a deposição de metabolitos de medicamentos é responsável pela mudança de cor noutros.

Estas alterações pigmentares têm sido associadas à utilização de fenoftaleína, menociclina, tranquilizantes, medicamentos antimaláricos, estrogénios, agentes quimioterapêuticos, medicamentos utilizados no tratamento de doentes com SIDA e sais de metais pesados.[4]

Caraterísticas clínicas:

Entre as caraterísticas clínicas que mais ajudam no diagnóstico das lesões pigmentadas orais estão a cor e a distribuição.

A descoloração castanha, preta ou cinzenta é mais frequentemente causada por uma acumulação de melanina, hemossiderina ou material estranho, enquanto as alterações de cor vermelha, azul ou púrpura sugerem um processo vascular. O branqueamento sob pressão apoia ainda mais um processo vascular. Embora a ausência de branqueamento não exclua esta possibilidade.

A distribuição multifocal ou difusa da pigmentação sugere uma causa sistémica, como perturbações metabólicas ou toxicidade medicamentosa. As causas sistémicas a considerar incluem insuficiência suprarrenal, síndrome de Peutz-Jeghers, hemocromatose, displasia fibrosa poliostótica, hiperparatiroidismo, neurofibromatose.

A utilização de fenolftaleína como laxante tem sido associada a numerosas áreas pequenas e bem circunscritas de hiperpigmentação na pele. Podem também ocorrer áreas semelhantes de melanose da mucosa oral.

A utilização prolongada de minociclina, um derivado semi-sintético da tetraciclina, resulta na descoloração do osso e dos dentes em desenvolvimento. O osso afetado é verde-escuro e cria uma descoloração azul-acinzentada quando visto através da mucosa oral fina e translúcida. Esta pigmentação observada na gengiva anexada à face, na zona larga do palato duro e na pigmentação dos lábios, língua, olhos e pele é raramente registada. A minociclina é utilizada no tratamento do acne. Também é registada a pigmentação do leito ungueal e da pele.[49]

Os medicamentos antimaláricos resultam numa descoloração preto-azulada limitada ao palato duro. Ocasionalmente, pode levar a uma melanose castanha mais difusa da mucosa oral e da pele. Os medicamentos antimaláricos utilizados são a cloroquina, a hidroxicloroquina, a amodiaquina e a quinacrina. Para além de serem agentes antimaláricos eficazes, estes medicamentos têm atividade imunossupressora e anti-inflamatória.

A retinopatia irreversível é reconhecida como uma complicação potencial da terapêutica com medicamentos antimaláricos e foi sugerido que a pigmentação anormal e da mucosa pode ser uma indicação de envolvimento ocular.

A pigmentação anormal é relativamente comum em indivíduos infectados com VIH. Em alguns casos relacionados com o VIH, a pigmentação tem sido associada à terapia medicamentosa ou à insuficiência suprarrenal. No entanto, a causa não pode ser identificada em muitos casos.

Os contraceptivos orais e a gravidez estão ocasionalmente associados à hiperpigmentação da pele facial, particularmente nas áreas periorbitais e periorais. Esta situação é designada por melasma ou cloasma. As doenças endócrinas podem ser excluídas através de exames laboratoriais adequados.[28]

Microscopicamente, observa-se melanose basilar sem proliferação melanocítica e a incontinência de melanina é frequentemente observada.[37]

Tratamento:-

Embora as descolorações da mucosa oral sejam esteticamente desagradáveis, não causam problemas a longo prazo.

Na maioria dos casos, a interrupção da medicação resulta no desaparecimento gradual das áreas de hiperpigmentação.[27]

PIGMENTAÇÃO FISIOLÓGICA

A pigmentação fisiológica da mucosa oral manifesta-se clinicamente como pigmentação melanínica multifocal e difusa com prevalência variável em diferentes grupos étnicos. Esta pigmentação é adquirida geneticamente. Pensa-se que a quantidade e a distribuição dos grânulos de pigmento são determinadas por vários genes.

- Bonnet e Laboef, em 1912, descreveram a pigmentação fisiológica da mucosa oral.
- Dummet CO (1945) relatou a frequência da pigmentação oral da seguinte forma[49]

  Tecido gengival - 60%,

  Paladar duro - 61%

  Membrana mucosa - 21 %,

  Língua - 15%

- Raut, Baretto, Mehta e Sanjana (1954) afirmaram que o grau e a prevalência da pigmentação oral aumentavam à medida que a tez da pele escurecia.[50]
- Steigmann (1965) concluiu que a intensidade da pigmentação oral era diretamente proporcional à da pigmentação cutânea em crianças judias de origem iemenita.

Os negros, asiáticos e caucasianos de pele escura apresentam frequentemente melanose difusa da gengiva facial. A gengiva lingual e a língua podem apresentar máculas castanhas múltiplas, difusas e reticuladas. Outras causas de hiperpigmentação são a pigmentação racial, que representa a melanose basilar, que evolui na infância e não surge denovo no adulto. Por conseguinte, qualquer pigmentação multifocal ou difusa de início recente deve ser investigada mais aprofundadamente, a fim de excluir uma doença endocrinopática.

Fry e Almeyda concluíram que o local mais comum para a pigmentação eram as superfícies mucosas dos lábios e gengivas e que havia um aumento da incidência de pigmentação em todos os locais da cavidade oral com a idade.[52]

## Pigmentação Cafe-au-Lait

As máculas café-com-leite (CALM) são máculas castanhas pálidas discretas, bem circunscritas, com 2-20 cm, uniformemente caracterizadas por margens serrilhadas ou irregulares; surgem logo à nascença ou após o nascimento e tendem a desaparecer com a idade. As MCL são achados cutâneos comuns, mas podem ser marcadores de doença multissistémica.[52] 2 tipos:-

1) CALM isolado

60

2) CALM múltiplo

CALM isolado:-

- Ocorre na população normal com uma incidência de 10-20%.
- O tamanho varia geralmente entre 0,5 e 1,5 cm nos adultos.
- O I-CALM mostra, histologicamente, um aumento da pigmentação da melanina na epiderme.

  O número de melanócitos está normal ou ligeiramente aumentado.

  A E.M. mostra um aumento do número de melanossomas nos queratinocutes.

CALMA MÚLTIPLA:-

- Ocorre normalmente em várias síndromes.
- Neurofibromatoso
- Síndrome de Albright
- Síndrome de Silver-Russel
- Síndrome de Watson
- Síndrome gastro-cutânea

No neurofibromatoso: O M-CALM é encontrado em 90-100% dos doentes com NF. A incidência é de 0,2% e é igual em ambos os sexos. A NF cutânea múltipla tem pelo menos 6 máculas em 60-75% dos doentes, 43% à nascença e 63% aparecem--- no primeiro ano de vida.

A M-CALM em crianças normais com menos de 5 anos é rara.

- A presença de 5 ou mais máculas de 0,5 cm ou maiores torna o diagnóstico de NF obrigatório até prova em contrário.
- De acordo com os critérios de CROWE e SCHULL, a presença, no adulto, de 6 ou mais máculas de 1,5 cm ou mais, deve ser considerada como NF até prova em contrário.[28]

O estudo microscópico de preparações de pele dividida incubadas com dopa mostra grânulos de pigmento de goma, denominados macrogânulos de melanina (MMG), que distinguem a NF da síndrome de Albright.Atualmente, os melhores critérios para a NF parecem ser 6 ou mais calmarias de 1,5 cm ou maiores em adultos ou 5 ou mais calmarias de 0,5 cm ou maiores em crianças e a presença de nódulos de Lisch na íris.[53]

As CALS são uma manifestação frequente e uma das primeiras manifestações da neurofibromatose-1.[2] Existem vários relatos de famílias em que as CALS são herdadas como uma caraterística autossómica dominante, sem qualquer caraterística de NF I.

- A perturbação da pigmentação segmentar (SGD) é uma perturbação da pigmentação descrita há 20 anos. Divide-se em 2 tipos -

1) Perturbação da pigmentação segmentar simples
2) Café-au-lait segmentar

A DPS ocorre no início da vida e tem normalmente um limite nítido na linha média.

As pigmentações café com leite são manchas de bordos lisos, máculas amareladas a castanhas que variam em diâmetro de 1-2 mm a vários centímetros. Desenvolvem-se normalmente durante o primeiro ano de vida ou à nascença.

As CALS também são observadas na displasia fibrosa poliostótica: Síndrome de Jaffe Lichtenstein:-

O envolvimento de 2 ou mais ossos é designado por displasia fibrosa poliostótica, uma condição relativamente pouco comum. Quando esta situação é combinada com a pigmentação caif-au-lait (café com leite), o processo é designado por Síndroma de Jaffe Lichtenstein.[28]

Tratamento:-

As CALS são lesões cutâneas conhecidas por resistirem a todos os tipos de tratamento. A luz verde com um comprimento de onda de 511 nm de um laser de vapor de cobre, através de um aparelho de conservas computorizado incorporado, foi utilizada para tratar as CALS. O laser foi utilizado em modo contínuo com uma densidade média de 8,9 J/cm$^2$ sessões de tratamento foram duas.[27]

Em Jaffe-Lichtenstein, a pigmentação das CALS consiste em máculas bronzeadas bem definidas, geralmente unilaterais, no tronco e nas coxas. As lesões pigmentadas podem ser congénitas e podem também estar presentes máculas pigmentadas da mucosa oral. As margens das CALM são tipicamente irregulares, assemelhando-se a um mapa da costa do MAINE.[55]

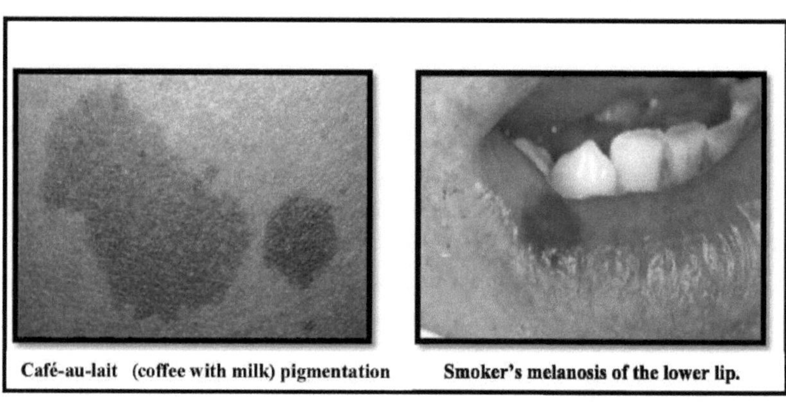



MELANOSE DO FUMADOR

A pigmentação melânica oral clinicamente visível é mais frequente em populações étnicas de pele escura. Entre os aborígenes australianos e os brasileiros de pele escura, quase todos os indivíduos apresentam pigmentação melânica oral, o que se deve a factores genéticos.[3]

Estudos realizados durante a última década em populações adultas de pele mais clara mostraram que a principal causa da pigmentação da melanina oral na Suécia, na Alemanha e no Japão é o tabagismo. O estudo realizado por Solomon tinha como objetivo descobrir se o tabagismo também estimula os melanócitos da mucosa oral a produzirem melanina em inibidores de pele escura entre os nigerianos.

A pigmentação de melanina na pele exerce um efeito protetor bem conhecido contra os danos causados pelos raios ultravioleta. Os melanócitos localizados longe das áreas expostas ao sol demonstraram a capacidade da melanina para se ligar a substâncias nocivas. Um fumador de cigarros foi definido como um indivíduo que fuma pelo menos um cigarro por dia e não tem qualquer outro hábito.

Caraterísticas clínicas:

A melanose do fumador afecta mais frequentemente a gengiva facial anterior.

A maioria das pessoas afectadas por esta doença são consumidores de cigarros. Tanto nos fumadores como nos não fumadores, a mucosa palatina também se encontra frequentemente pigmentada, seguida da mucosa bucal e comissural, da mucosa labial, da superfície ventral da língua e, em alguns indivíduos, do pavimento da boca.[28]

As áreas de pigmentação aumentam significativamente durante o primeiro ano de consumo de tabaco e parecem estar co-relacionadas com o número de cigarros fumados por dia.[25]

Possível patogénese da melanose do fumador:

Na pele irradiada pelos UV, a melanina produzida actua como uma armadilha para os produtos tóxicos (radicais livres) das células danificadas pelos UV. A unidade de melanina do epitélio oral (ou seja, a unidade funcional do melanócito e das células epiteliais circundantes) actua como uma barreira de defesa semelhante à da pele.Na mucosa oral, as aminas policíclicas presentes no tabaco (benzopirenos, nicotina), bem como alguns radicais produzidos pelo consumo de tabaco, estimulam os melanócitos a produzir melanina.[27]

Com a melanina presente nos tecidos, estes agentes (aminas policíclicas) podem ser ligados à melanina e o efeito deletério na célula é evitado.

Tem sido sugerido que a produção de melanina na mucosa oral dos fumadores funciona como uma resposta protetora contra algumas das substâncias nocivas presentes no fumo do tabaco. Este conceito é apoiado pelos achados em fumadores "invertidos" que fumam com a extremidade acesa do cigarro dentro da boca e demonstram uma forte pigmentação de melanina no palato.

- O complexo inofensivo melanina-toxina é então transportado dentro das células que avançam através da camada epitelial e é finalmente expelido com a célula envelhecida na camada superficial.

Alterações palatais em fumadores invertidos:

O termo "alterações palatinas" descreve a reação da mucosa palatina ao fumo de chutta invertido. Este tipo de fumo provoca diversas alterações na mucosa palatina que podem ser categorizadas em vários componentes inter-relacionados, tais como queratose palatina, excrescências, manchas, áreas vermelhas, ulcerações e alterações de pigmentação.

Podem ocorrer de forma independente ou coexistir.

Classificação (das lesões palatinas)

i)      Queratose palatina

ii)      Excelências

iii)      Lesão reversa do fumador dhumti

iv)      Patches

v)      Áreas vermelhas

vi)      Zonas ulceradas

vii)      Hiperpigmentação

viii)      Não-pigmentação

Paladar do fumador:-

O palato de fumador, também conhecido como leucoceratosenicotinapalatina, é uma reação comum da mucosa palatina ao tabaco. Esta lesão consiste num palato branco difuso com numerosas excrescências com um ponto vermelho central, que corresponde ao orifício das glândulas salivares menores. Na fase inicial, o palato do fumador pode consistir numa mucosa palatina acinzentada, com poucas ou nenhumas excrescências. A proteção da mucosa palatina contra o fumo ou a interrupção do consumo de tabaco resulta na regressão do palato do fumador.[57]

## CARACTERÍSTICAS HISTOPATOLÓGICAS:-

### Melanose dos fumadores:-

Revelou um aumento da pigmentação de melanina na camada de células basais do epitélio de superfície. Além disso, observa-se uma coleção de pigmentação de melanina incontinente livre [25] dentro da C-T superficial e em melanopahges dispersos.[25]

### Diagnóstico:-

O médico pode fazer o diagnóstico relacionando a história de tabagismo com a apresentação clínica e a história médica.

### Melanose do fumador (Tratamento e prognóstico):-

A cessação do tabagismo resulta no desaparecimento gradual das áreas de pigmentação relacionadas durante um período de 3 anos.

A biópsia deve ser considerada quando a pigmentação ocorre em locais inesperados, como o palato duro, ou quando existem alterações clínicas invulgares, como o aumento da densidade da melanina ou a elevação da superfície.

## LÍQUEN PLANO PIGMENTADO

O líquen plano é uma doença dermatológica crónica relativamente comum que afecta frequentemente a mucosa oral.

Este foi descoberto pelo médico britânico Erasmus Wilson em 1869 Líquen significa "rendilhado", os líquenes são plantas primitivas compostas por algas e fungos simbióticos.

O termo planus em latim significa "plano".

Tipos:- 1) Reticular

    2)  Atrópico / erosivo

    3)  Bolhoso

O líquen plano pigmentado encontra-se sobretudo em adultos e as mulheres são mais afectadas. O líquen plano oral pigmentado é caracterizado por zonas pigmentadas que são maculares com um aspeto preto, castanho ou cinzento-ardósia e mais prevalentes na mucosa bucal. Invariavelmente, a zona/mucosa pigmentada está rodeada por uma zona de estrias brancas e reticuladas.[3]

Raramente, o líquen plano erosivo pode estar associado a melanose difusa.

### Caraterísticas histopatológicas:-

A queratina da superfície está espessada e ocorre a transmigração de linfócitos para as zonas basilar e parabasilar. A camada de células basais contém grânulos de melanina e a camada fina é rompida com incontinência de melanina. A submucosa é ocupada por uma infiltração linfocítica em forma de banda com grânulos de melanina livres e melanófagos interpostos.[58] Tratamento:-

Se não estiver presente qualquer lesão erosiva, não é necessário qualquer tratamento.

## PIGMENTAÇÃO ENDOCRINOPÁTICA

As doenças endócrinas levam à pigmentação da mucosa oral. Exemplos de doenças endócrinas que causam hiperpigmentação são

Doença de Addison, Diabetes mellitus, Hipertiroidismo. A doença de Addison ou deficiência adrenocortical primária é uma doença sistémica que pode produzir alterações da cor da boca. O bronzeamento da pele e a melanose irregular da mucosa oral são sinais da doença de Addison e da síndroma de Cushing com base na hipófise. [3] Em ambas as doenças endócrinas, a causa da hiperpigmentação é a secreção excessiva de ACTH, uma hormona com propriedades MS.

Na síndrome de Cushing, observa-se uma hiperatividade adrenocortical e, se essa atividade for causada por um adenoma secretor cortical ou por uma hiperplasia cortical de origem suprarrenal, a secreção de ACTH será interrompida. Em alternativa, se o hipercorticismo for consequência de um tumor hipofisário secretor de ACTH que induz secundariamente uma hipersecreção suprarrenal, então os efeitos da MSH podem evoluir. Os doentes com síndrome de Cushing podem ser hipertensos e hiperglicémicos e podem apresentar edema facial. ("Moon Face")[8]

Em ambos os casos, a pele pode parecer bronzeada e a mucosa gengival, palatina e bucal pode estar manchada. Estas alterações na pigmentação devem-se a uma acumulação de grânulos de melanina como consequência do aumento da melanogénese dependente de hormonas.[3]

Foram registadas alterações de cor da mucosa oral na diabetes mellitus. Em alguns doentes, foram observadas pigmentações castanhas escuras semelhantes à pigmentação Addisoniana.

Deve suspeitar-se de doença endocrinopática sempre que a pigmentação melanótica oral for acompanhada de bronzeamento cutâneo. As determinações dos esteróides séricos e da ACTH ajudarão ao diagnóstico e o pigmento desaparecerá assim que for iniciada a terapêutica adequada para o problema endócrino.[39] HIV MELANOSE ORAL

A hiperpigmentação da mucosa oral, da pele e das unhas tem sido relatada em doentes infectados pelo VIH. Nos doentes infectados com VIH, verifica-se um aumento da pigmentação da mucosa oral por melanina. Esta hipermelanose resulta do aumento da libertação da hormona estimulante dos melanócitos (MSH). O aumento da libertação de MSH destina-se a contrariar o efeito produzido por 3 interleucinas.

A hiperpigmentação oral pode ocorrer subitamente em indivíduos infectados pelo VIH e tem sido atribuída a vários medicamentos, incluindo o cetoconazol, a clofazimina, a pirimetamina e a zidovudina, tomados por doentes com SIDA.[59]

A destruição adrenocortical foi relatada em várias infecções associadas à doença por VIH, resultando num padrão de pigmentação Addisoniano. A hiperpigmentação da mucosa oral também pode ocorrer após radioterapia para a esclerose múltipla.[34]

O diagnóstico é feito pela aparência clínica. São de início recente, castanhas a acastanhadas - pretas, podem distribuir-se de forma focal ou difusa, geralmente bilaterais (mas não necessariamente com a mesma intensidade de cor e tamanho), variando em tamanho de 5 mm a 1 ou 2 cm. Para além das lesões orais num homem homossexual, ocorreram hiperpigmentações pontuais nas costas das mãos e na face. Numa doente fumadora, observou-se um escurecimento progressivo das unhas das mãos e dos pés. Noutros doentes, não foram observadas pigmentações extra-orais.

O "Síndroma das unhas amarelas" foi descrito pela primeira vez por Samman e Whie em 1964. A hiperpigmentação das unhas foi descrita como parte do síndroma das unhas amarelas. É descrita em doentes infectados com VIH que sofrem de pneumonia por pneumocysticcarinii (PCP). O achado de descoloração das unhas das mãos e dos pés pode ser um marcador precoce da evolução da doença.[60]

Nos doentes infectados pelo VIH, possivelmente, as hiperpigmentações orais são a expressão de reacções inflamatórias ou pós-inflamatórias locais. Quando a vigilância imunitária dos tecidos linfóides associados à mucosa (malte) falha. Estas hiperpigmentações podem levar ao desenvolvimento de lesões pré-malignas ou malignas. Embora não se tenha verificado qualquer predisposição destas lesões para o melanoma, é necessário um acompanhamento mais prolongado.

A histologia das hiperpigmentações inflamatórias ou pós-inflamatórias, descritas em doentes seronegativos para o VIH, é caracterizada por um elevado número de macrófagos carregados de pigmentos, vasos sanguíneos alargados e um infiltrado mononuclear.

O exame imuno-histoquímico da mucosa clinicamente saudável de doentes infectados pelo VIH revelou um aumento do número de células imunocompetentes nas células C-T subepiteliais, o que sugere que os antigénios exógenos podem levar a uma estimulação contínua das células imunocompetentes.[61]

Síndrome de Peutz-Jeghers:

(Sinónimos: Síndrome de polipose intestinal hereditária, polipose intestinal com pigmentação de melanina, mucocutaneousmelanosis e polipose gastrointestinal)

A síndrome de pigmentação melânica mucocutânea e polipose gastrointestinal com incidência familiar foi descrita por Peutz em 1921 e tornou-se mais amplamente reconhecida após o relatório de Jeghers et al.[39]O síndroma descrito por Jeghers consiste numa polipose intestinal generalizada familiar e em manchas pigmentadas na face, na cavidade oral e, por vezes, nas mãos e nos pés, com uma prevalência de aproximadamente 1 em 1,20 000 nascimentos.[28] Caraterísticas clínicas

- A síndrome pode ser diagnosticada em qualquer idade a partir da infância e é geralmente reconhecida por volta da 3rd década de vida.
- Esta síndrome desenvolve-se geralmente na infância e envolve as áreas perioriféricas (boca, nariz, braços, região genital)
- Não tem predileção pelo sexo e pode ocorrer em qualquer raça ou grupo étnico.
- A pele das extremidades é afetada em cerca de 50% dos doentes.
- A lesão assemelha-se a sardas, mas não se altera com a exposição solar, como acontece com as sardas verdadeiras.
- O sintoma mais frequente são os ataques recorrentes de dor abdominal intensa provocados pela intussusceção de um ou mais pólipos. Estas dores tendem a surgir num intervalo regular de 10 a 15

minutos após as refeições ou pouco depois de se levantar de manhã.

- Melena franca, hemorragia rectal, anemia, hematemese e pólipos rectais prolapsados podem também constituir sintomas de apresentação.
- Os pólipos são geralmente múltiplos e ocorrem mais frequentemente no jejuno e no íleo
- Os pólipos intestinais, geralmente considerados como sendo hamartomatosos, mas em raras ocasiões foram registadas alterações adenomatosas e carcinomatosas.
- A pigmentação dos lábios (em 95,6%) e da mucosa bucal (83%) constitui a maioria dos achados de diagnóstico.
- As lesões orais representam essencialmente uma extensão da sardas periorais.
- As sardas no rosto desaparecem mais tarde na vida adulta. É muito importante examinar cuidadosamente todas as zonas da mucosa oral, uma vez que o diagnóstico completo não pode ser estabelecido na ausência destas pigmentações.[27]

Manifestações orais

A pigmentação oral varia muito em tamanho, forma, cor e intensidade; pode ser encontrada em qualquer lesão oral. As manchas têm entre 1-12 mm, podem ser tanto irregulares como regulares, são frequentemente circulares e por vezes confluentes e a sua cor varia entre os castanhos, azuis e pretos.

Estas manchas são máculas castanhas a azul-acinzentadas de 1-4 mm que afectam principalmente a zona do vermelhão, a mucosa labial e bucal e a língua em mais de 90% destes doentes. Quando se observa pigmentação perioral, está indicada a pesquisa de pólipos intestinais concomitantes. Foi sugerida a realização de uma radiografia gastro intestinal de dois em dois anos após a puberdade para detetar pólipos em desenvolvimento.[28] Histopatologia:-

Os pólipos gastro-intestinais desta síndrome representam, histopatologicamente, crescimentos benignos do epitélio glandular intestinal suportados por um núcleo de músculo liso, não sendo a atipia epitelial uma caraterística proeminente.

A avaliação microscópica das lesões cutâneas pigmentadas mostra uma ligeira acantose do epitélio com alongamento das cristas dos ritos. Não é detectado qualquer aumento aparente do número de melanócitos por E.M., mas os processos dendríticos dos melanócitos estão alongados. O pigmento de melanina parece ser retido nos melanócitos em vez de ser transferido para os queratinócitos adjacentes.[28] Tratamento e prognóstico:-

O papel do dentista na deteção desta síndrome é importante, uma vez que a condição intestinal pode ser reconhecida precocemente através de um diagnóstico provisório baseado na manifestação oral e para-oral.

A polipose intestinal generalizada com pigmentação oral é herdada como caraterísticas dominantes mendelianas simples.

A polipose e a pigmentação parecem dever-se a um único gene pleotrópico e não a um gene ligado. Apenas 50% dos doentes têm antecedentes familiares, sendo os restantes casos resultantes de mutações esporádicas.

As mutações do gene conhecido comoSTK11, que codifica uma serina / treonina quinase, foram consideradas responsáveis pela Síndrome de Peutz-Jeghers.

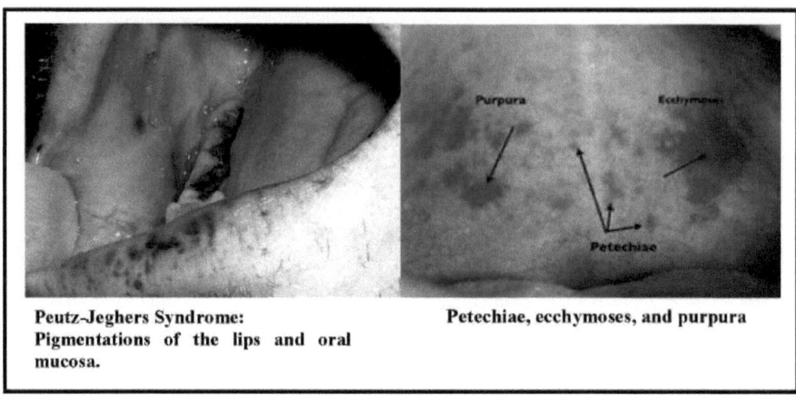



**Peutz-Jeghers Syndrome: Pigmentations of the lips and oral mucosa.**

**Petechiae, ecchymoses, and purpura**

## LESÕES ASSOCIADAS AO HEME CASTANHO

Equimoses:-

Toda a gente já sofreu uma contusão devido a um pequeno traumatismo. Isto ocorre quando um acontecimento traumático resulta em hemorragias e aprisionamento de sangue no tecido, sendo utilizados os seguintes termos, dependendo do tamanho da hemorragia.

- As hemorragias minúsculas na pele, mucosa ou serosa são designadas por petéquias[45] (1-2 mm)
- Se for afetada uma área ligeiramente maior, a hemorragia é designada por púrpura (3-5 mm)
- Qualquer acumulação superior a 2 cm é designada por equimose
- Se a acumulação de sangue no tecido produzir uma massa, é designada por hematoma.

Os hematomas subcutâneos (nódoas negras) de maiores dimensões (1-2 cm) são designados por equimoses. Os eritrócitos nestas hemorragias locais são degradados e fagocitados pelos macrófagos; a hemoglobina (cor vermelho-azulada) é enzimaticamente convertida em bilirrubina (cor azul-esverdeada) e eventualmente em hemossiderina (cor castanho-dourada), o que explica a mudança de cor caraterística do hematoma.

A equimose traumática é comum nos lábios e na face, mas é pouco frequente na mucosa oral. Imediatamente após o evento traumático, o extravasamento de eritrócitos para a submucosa apresenta-se como uma mácula vermelha brilhante ou um inchaço, caso se forme um hematoma. A lesão assume uma coloração castanha dentro de alguns dias, depois de a hemoglobina ser degradada em hemossiderina.

Os doentes que tomam fármacos anticoagulantes podem apresentar equimoses orais, particularmente no cheque ou na língua, que podem ser traumatizados durante a mastigação. A equimose coagulopática da pele e da mucosa oral também pode ser encontrada em doenças coagulopáticas hereditárias e na insuficiência hepática crónica.

Tratamento:-

- Se a lesão for uma equimose, deve desaparecer no prazo de 2 semanas. Se persistir, devem ser efectuados mais exames.
- TP (Tempo de protrombina)

- PTT (Tempo parcial de tromboplasticidade)

Petechia:-

- As hemorragias capilares aparecem inicialmente vermelhas e tornam-se castanhas em poucos dias, quando os glóbulos vermelhos extravasados são lisados e degradados em hemossiderina.
- As hemorragias espontâneas na pele sob a forma de petéquias são caraterísticas.
- As petéquias são hemorragias minúsculas (1-2 mm) nas membranas mucosas da pele ou nas superfícies serosas.
- São planas, não branqueiam com a pressão e aparecem e regridem, muitas vezes em grupos, ao longo de um período de dias. São mais visíveis nas zonas de estase vascular, como as partes dependentes do corpo e as zonas sujeitas a constrição por cintas ou meias, e nas superfícies cutâneas sobre proeminências ósseas, por exemplo, o tornozelo.
- A presença de petéquias na face e no pescoço é invulgar, exceto se for resultado de tosse.

Causas:-

- As petéquias secundárias a deficiências plaquetárias ou a perturbações da agregação não se limitam normalmente à mucosa oral, ocorrendo também na pele.
- A PTI autoimune, a PTI relacionada com o VIH, os distúrbios da agregação plaquetária, a toxicidade da aspirina, as lesões mielóticas e a quimioterapia mielossupressora podem provocar púrpura, sendo as petéquias as principais lesões. - Em alternativa, a maioria das petéquias orais não está associada à PTI ou à trombocitopatia, estando normalmente confinadas ao palato mole, onde podem ser observadas 10-30 petéquias devido à sucção.

    A sucção excessiva do palato mole contra a língua posterior é auto-infligida por muitos doentes que têm um palato pruriginoso no início de uma faringite viral ou alérgica; simplesmente "estalam" o palato.
- A petéquia palatina também pode aparecer após felação.
- Escorbuto - O escorbuto humano é comum nas crianças (doença de Barlow). Neste caso, as hemorragias podem ser pequenas petéquias ou hematomas maciços devido à alteração da integridade da parede capilar.

Tratamento:-

- Petéquias traumáticas ou por sucção - para parar qualquer atividade que possa estar a contribuir para a presença da lesão.
- Em duas semanas, a lesão deve desaparecer; caso contrário, levanta-se a suspeita de uma diátese hemorrágica e devem ser solicitados estudos de contagem de plaquetas e de agregação plaquetária.

Hemocromatose

No corpo humano, o teor de ferro é normalmente mantido dentro dos limites fisiológicos por processos que regulam a absorção deste metal a partir do intestino; o ferro dietético desnecessário não é absorvido e a ingestão de ferro não se aproxima das necessidades de ferro.

Os mecanismos de excreção são muito limitados, pelo que o ferro em excesso pode acumular-se no sangue e nos tecidos, quando qualquer um dos processos que regulam o equilíbrio do ferro se torna alterado, sobrecarregado ou contornado.

Estas síndromes de sobrecarga de ferro podem ser divididas em dois grupos:

1) Hemossiderose, em que a acumulação de ferro ocorre principalmente nos macrófagos e a lesão das células parenquimatosas é mínima ou inexistente.

2) Hemocromatose; em que o ferro acumulado ganha acesso às células parenquimatosas e resulta em lesão tecidular.

Tipos de hemocromatose

1) Hemocromatose hereditária
2) Hemocromatose alimentar
   a. Siderose bantu
   b. Ingestão excessiva de ferro medicinal
   c. ? Doença de Kashin-Beck
3) Hemocromatose eritropoética
4) Formas diversas de hemocromatose
   a. porfiria cutaniatarda
   b. síndrome de zellweger
   c. ? Hemocromatose alcoólica ou hepática
   d. ? Hemocromatose associada a derivação pós-caval Wintrobe[0]

A hemocromatose hereditária refere-se a uma doença autossómica recessiva ligada ao HLA, caracterizada pela acumulação excessiva de ferro corporal, a maior parte do qual se deposita nos órgãos parenquimatosos, como o fígado e o pâncreas.[11]

As formas adquiridas de hemocromatose com fonte conhecida de excesso de ferro são designadas por sobrecarga secundária de ferro.

Hemocromatose alimentar:-

Em circunstâncias normais, os excessos moderados de ferro alimentar são rejeitados pela mucosa intestinal. Este mecanismo de proteção pode ser sobrecarregado quando o ferro alimentar numa forma disponível excede os 100 mg por dia.

Hemocromatose alimentar encontrada em 3 situações

1) Doentes que tomam grandes quantidades de ferro medicinal ou bebem grandes quantidades de vinho rico em ferro.

2) Doença de Kashin-Beck - quantidade excessiva de ferro na água potável.

3) Bantu - siderose - forma invulgar de sobrecarga de ferro que ocorre na África subsariana. É o resultado da ingestão de grandes quantidades de bebidas alcoólicas fermentadas em utensílios de ferro, como tambores de aço (Bantu Sid). Foi identificada nestas populações africanas uma predisposição genética para a acumulação de ferro em excesso, não relacionada com o gene HFE.

A reserva total de ferro no corpo varia entre 2-6 gm em adultos normais, cerca de 0,5 gm é armazenado no fígado, 98% do qual se encontra nos hepatócitos.

Na hemocromatose hereditária, o ferro acumula-se ao longo da vida de um indivíduo devido a uma absorção intestinal excessiva.

A acumulação total de ferro pode exceder 50 gm, mais de 1/3rd dos quais são acumulados no fígado.

- Ocorre em 5th a 6th décadas de vida
- Predominância masculina

As caraterísticas clínicas da hemocromatose avançada são a cirrose, a diabetes, a pigmentação da pele e a insuficiência cardíaca.[11]

Patogénese: O gene HFE- (hemocromatose) está localizado no braço curto do cromossoma 6, perto do complexo de genes HLA.

H. A hemocromatose manifesta-se tipicamente após a acumulação de 20 g de ferro armazenado. [10]

Na pele:-A pigmentação é parcialmente atribuível à deposição de hemossiderina nos macrófagos dérmicos e nos fibroblastos, a maior parte da coloração resulta do aumento da produção de melanina epidérmica. A combinação destes pigmentos torna a pele cinzenta.

Na mucosa oral:- As lesões da mucosa oral da hemocromatose são máculas difusas castanhas a cinzentas que tendem a ocorrer no palato e na gengiva. Embora estas pigmentações sejam predominantemente o resultado da deposição de ferro na submucosa.[39]

Microscopicamente, observa-se melanose basilar. Os tecidos podem ser corados para ferro utilizando a coloração azul da Prússia.

O nível de ferro sérico está elevado na presença de hemocromatose.

Tratamento:-

1) Felebotomia: (para a hemocromatose H) O esquema habitual consiste na colheita de meio litro de sangue por semana ou duas vezes por semana.

2) No caso da hemocromatose eritropoiética, são utilizados vários medicamentos que formam quelatos excretáveis com o ferro. Os medicamentos utilizados são a desferrioxamina, o ácido rodotorúlico e o ácido 2,3 dihidroxibenzóico. A infusão intravenosa contínua destes agentes quelantes (1,5-2,2 g por dia) resulta na excreção de 35 mg de ferro por dia.[27]

## PIGMENTAÇÃO CINZENTA / PRETA

### Tatuagem de amálgama

Uma tatuagem comum que ocorre na boca é causada pela inserção de material de enchimento de amálgama nos tecidos moles.

Uma tatuagem de amálgama é exatamente o que o nome indica. A maioria das cavidades nos dentes de trás são preenchidas com amálgama de prata. A amálgama de prata não é venenosa nem prejudicial para o corpo humano, mas quando uma pequena quantidade é introduzida numa ferida aberta na boca, permanece sob a mucosa e provoca uma tatuagem azul-acinzentada caraterística.[39]

Causas:-

1) Partículas de amálgama implantadas/incrustadas de forma traumática na mucosa oral durante a remoção de amálgama com uma peça de mão dentária de alta velocidade.

2) Quando um dente é extraído, parte da amálgama que fazia parte da obturação do dente original parte-

se e cai no alvéolo aberto e, durante a fase de cicatrização, a amálgama fica enterrada no tecido conjuntivo enquanto ocorre a reepitelização.

3) As áreas anteriores de abrasões podem ser contaminadas por pó de amálgama presente nos fluidos orais.

4) Se o fio dentário ficar contaminado com partículas de amálgama de restaurações recentemente colocadas, podem ser criadas áreas lineares de pigmentação nos tecidos gengivais como resultado dos procedimentos de higiene.

No entanto, a utilização do dique de borracha deve evitar estes riscos

Caraterísticas clínicas e radiográficas

- Clinicamente, as tatuagens de amálgama apresentam-se como máculas solitárias ou lesões ligeiramente elevadas, que podem ser pretas, azuis ou cinzentas e mesmo pretas. Os limites da lesão são bem definidos, irregulares e difusos.

- Normalmente observada na mucosa bucal, gengiva, palato, língua (bordo lateral)

- As partículas metálicas são bastante finas, mas em alguns casos (quando grandes) podem ser identificadas em radiografias. Os fragmentos/partículas metálicas são densamente radiopacos, variando de vários milímetros até ao tamanho de um ponto.

- As tatuagens de amálgama encontram-se sobretudo na proximidade de dentes com grandes restaurações de amálgama.

Histopatologia:-

Microscopicamente, observam-se fragmentos pigmentados dos metais no interior do tecido conjuntivo, podendo observar-se grandes fragmentos escuros e sólidos dispersos ou numerosos grânulos finos, pretos ou castanho-escuros. Os sais de prata da amálgama dentária coram preferencialmente as fibras reticuladas, especialmente as que circundam os nervos e os canais vasculares. A resposta biológica à amálgama parece estar relacionada com o tamanho das partículas e a composição elementar da amálgama.

Os fragmentos grandes ficam rodeados por tecido conjuntivo fibroso denso com inflamação ligeira. As partículas mais pequenas estão normalmente associadas a uma resposta inflamatória mais significativa que pode ser granulomatosa ou uma mistura de linfócitos e células plasmáticas.

As partículas finas foram encontradas associadas a :

- A membrana basal do epitélio da mucosa

- As fibras musculares estriadas

- As células musculares dos vasos sanguíneos, o colagénio, o tecido elástico

- T.C. dos nervos[64]

A amálgama é constituída por Ag, estanho e Hg. O resultado do estudo analítico sugere que ocorre corrosão e que o Hg e o estanho se perdem da tatuagem, deixando a prata e o estanho nos macrófagos e nas células gigantes, e a prata nos fibroblastos.[64]

Leite CM et al fizeram um estudo sobre a imunolocalização do HLA-DR e da metalotioneína na tatuagem de amálgama. Este estudo afirma que um denso infiltrado inflamatório mononuclear associado a grandes partículas de pó e positividade para HLA-DR e MT em células inflamatórias. Enquanto as paredes dos vasos sanguíneos e as fibras C.T. impregnadas com partículas em pó foram negativas para HLA-DR, são positivas para MT. Além disso, a impregnação da membrana basal epitelial por partículas de amálgama em pó tem uma forte positividade para MT.[65]

Estes resultados demonstram que os elementos residuais da TA ainda têm efeitos locais nocivos sobre os tecidos.HLA-DR: Marcador de ativação de células inflamatórias associado à apresentação de antigénios.MT: São proteínas envolvidas na desintoxicação de metais, incluindo mercúrio e prata.

Tratamento:-

Não é necessário qualquer tratamento se o fragmento metálico puder ser detectado radiograficamente. Se não for encontrado nenhum fragmento metálico na radiografia e a lesão não puder ser diagnosticada clinicamente, é necessária uma biopsia para excluir a neoplasia melanocítica.[27] Pigmentação relacionada com a ingestão de metais pesados:-

Há muitos anos atrás, uma variedade de compostos metálicos eram usados medicinalmente, mas esses medicamentos já não são usados. [26]

A ingestão ou exposição a metais pesados pode ser maciça, resultando em reacções agudas, ou pode ser mínima durante um período mais longo, produzindo alterações crónicas. São raras as complicações orais decorrentes do excesso de zinco, ferro, estanho e manganês.

Chumbo: -

Outro nome para isto é plumbismo.[37]

Etiologia:

Nos Estados Unidos, as casas construídas antes de 1986 têm potencial para uma contaminação significativa da água e uma das principais causas de intoxicação por chumbo em bebés é a preparação de fórmulas com água da torneira contaminada pelo metal. O envenenamento por chumbo em crianças pequenas é causado por tintas à base de chumbo. A remoção do chumbo da gasolina começou em 1972, mas só foi concluída em 1995. Estas fontes de chumbo, combinadas com emissões industriais anteriores, resultaram em zonas de solos altamente contaminados, especialmente em áreas urbanas.

A exposição de adultos ocorre e está frequentemente relacionada com a indústria.

- Existe um potencial de exposição durante o manuseamento de baterias de óxido de chumbo.
- Soldadura de superfícies cobertas de chumbo
- Alguns recipientes de alimentos e bebidas também podem estar contaminados com chumbo.[66]

Caraterísticas clínicas:-

A apresentação é extremamente variável e determinada pelo tipo de chumbo e pela idade do doente. Os doentes com casos agudos apresentam frequentemente cólicas abdominais, que podem ocorrer juntamente com anemia, fadiga, irritabilidade e fraqueza. Podem também ocorrer encefalopatia e disfunção renal. As exposições crónicas causam disfunção do sistema nervoso, dos rins, da medula óssea, dos ossos e das articulações. Os sintomas incluem geralmente fadiga, dores músculo-esqueléticas e dores de cabeça. Os ossos e os dentes representam um reservatório importante nos doentes com fumbismo crónico, com 90% da deposição corporal nos ossos.[28] Manifestações orais

Estomatite ulcerosa e linha de chumbo gengival (linha Burtoniana). A linha de chumbo/linha

Burtoniana aparece como uma linha azulada ao longo da gengiva marginal resultante da ação do sulfureto de hidrogénio bacteriano sobre o chumbo no sulco gengival para produzir um precipitado de sulfureto de chumbo. Também podem ser observadas áreas cinzentas na mucosa bucal e na língua.[67] As manifestações adicionais incluem as seguintes:

- Tremor da língua ao empurrar
- Doença periodontal avançada
- Salivação excessiva
- Sabor metálico[27]

Mercúrio:-

O perigo da exposição ao mercúrio é bem conhecido. O mercúrio elementar é pouco absorvido e a sua ingestão é relativamente inofensiva. Em contrapartida, a inalação do vapor de mercúrio é muito perigosa, com elevada taxa de absorção e retenção sistémica. A ingestão de sais de mercúrio (por exemplo, cloreto de mercúrio) também está associada a reacções adversas significativas.

Causas:-

1) Utilização de mercúrio em pó para dentição, agentes catárticos e preparações anti-helmínticas.
2) o nível de mercúrio libertado não é suficientemente elevado para causar doenças.
3) A intoxicação por exposição doméstica crónica ao mercúrio continua a ser comunicada na sequência de derrames de mercúrio líquido que não foram adequadamente limpos.
4) Há também relatos raros de incidência de relações de ocupação em consultórios dentários.
5) Foi comunicada a intoxicação por mercúrio a partir de fumos de tinta devido à sua incorporação como conservante em tintas de látex para uso doméstico.

Caraterísticas clínicas

O envenenamento por mercúrio pode ser agudo ou crónico. Nos casos agudos, estão presentes dores abdominais, vómitos, diarreia, sede, faringite e gengivite.

Nos casos crónicos, surgem perturbações gastrointestinais e numerosos sintomas.

Manifestações orais

Estomatite ulcerosa combinada com inflamação e aumento das glândulas salivares, da gengiva e da língua. A gengiva pode tornar-se azul-acinzentada a negra. O sulfureto de mercúrio pode ser gerado pela ação bacteriana sobre o metal e pode causar uma destruição significativa do osso alveolar com a consequente esfoliação dos dentes. O doente sente um sabor metálico.

A exposição crónica ao mercúrio em bebés e crianças é designada por ACRODINIA (doença rosa, doença rápida). As crianças têm a pele fria e pegajosa, especialmente nas mãos, pés, nariz, orelhas e bochechas. Está presente uma erupção cutânea eritematosa e pruriginosa. Podem também estar presentes sudação intensa, aumento do lacrimejo, irritabilidade, insónia, fotofobia, hipertensão, fraqueza, taquicardia e perturbações gastrointestinais.[28]

Por vezes, estas crianças muito irritáveis arrancaram pedaços do seu cabelo.

Os sinais orais incluem salivação excessiva, gengivite ulcerosa, bruxismo e perda prematura de dentes. Uma vez que os sais de mercúrio eram utilizados antigamente no processamento do feltro, os fabricantes de chapéus do século passado eram expostos ao metal e apresentavam sintomas semelhantes, dando origem à expressão "MAD AS HATTER".[68]

Bismuto e arsénio:-

Nos Estados Unidos, a exposição ao bismuto e ao arsénio é atualmente rara. Os casos actuais resultam da exposição profissional. O bismuto foi utilizado no passado para o tratamento de doenças gerais e dermatoses. O arsénio era utilizado para tratar muitas doenças, especialmente a asma e dermatoses, como a psoríase. A exposição crónica ao arsénio continua em algumas áreas menos desenvolvidas do mundo, através da ingestão de água contaminada.[28]

Manifestações orais

A exposição crónica ao bismuto pode resultar numa descoloração azul-acinzentada difusa da pele. A conjuntiva e a cavidade oral também podem ser afectadas. Uma linha azul-acinzentada ao longo da margem gengival, semelhante a uma linha de chumbo, é a apresentação intra-oral comum.

O bismuto combina-se com o sulfureto de hidrogénio bacteriano para formar sulfureto de bismuto, que é localmente irritante mas não tão destrutivo como o sulfureto de mercúrio. Podem observar-se ptialismo, ardor, estomatite e ulceração associados.[27]

Arsénio:-

Tem efeitos generalizados em numerosos sistemas de órgãos, ocorrendo frequentemente alterações dermatológicas significativas. A ingestão prolongada de arsénio resulta frequentemente em hiperpigmentação macular difusa. A descoloração deve-se tanto à presença do metal como a um aumento da pigmentação da melanina.[28]

Além disso, é frequentemente observada hiperqueratose de palmer e plantar, bem como numerosas lesões cutâneas pré-malignas denominadas queratoses arsenicais. O desenvolvimento de carcinoma basocelular e de carcinoma espinocelular cutâneo foi observado após anos de exposição.

As manifestações orais são raras e surgem tipicamente como salivação excessiva e áreas dolorosas de estomatite ulcerosa necrosante. No passado, foi observada uma hiperqueratose dorsal extensa da língua em doentes com sífilis, que pode estar relacionada com a terapêutica com arsénico antes da descoberta dos antibióticos.[37]

Ouro:-

No passado, o ouro era utilizado para tratamentos médicos. Atualmente, é utilizado no tratamento de casos selecionados de altrite reumatoide ativa e de outras doenças imunologicamente mediadas.

As complicações mais comuns da terapêutica com ouro são a dermatite, que é frequentemente precedida por um sinal de aviso; pode observar-se prurido, dermatite esfoliativa generalizada com a consequente alopécia e perda de unhas. A segunda reação adversa comum ao ouro é a mucosite oral grave, estando a mucosa bucal normalmente envolvida. A borda lateral da língua, o palato e a faringe também estão envolvidos.[28] O sabor metálico deve ser considerado outro sinal de alerta que precede o desenvolvimento de lesões orais. A descoloração azul-ardósia da pele exposta ao sol (crisíase) pode ser raramente observada com esta terapêutica.

Tratamento:-

O tratamento da intoxicação por metais pesados envolve o afastamento de novas exposições, cuidados de apoio, descontaminação e utilização de agentes quelantes como o EDTA e o BAL. Se a medicação for responsável pela intoxicação, deve ser interrompida. O EDTA e o BAL são utilizados para o envenenamento por chumbo, enquanto o BAL é utilizado para a intoxicação por mercúrio. Os medicamentos com efeitos menos tóxicos e efeitos secundários significativos são o DMSA e os DMPs, que são utilizados atualmente. Não existe antídoto para a intoxicação por prata e o tratamento limita-se a medidas de apoio.

# CAPÍTULO 6

## Resumo e conclusão :

As pigmentações orais podem ser focais, difusas ou multifocais. Podem ser azuis, roxas, castanhas, cinzentas ou pretas. Podem ser planas ou tumefactas. É importante salientar que algumas são precursoras de doenças internas, outras são acumulações inofensivas localizadas de melanina, hemossiderina ou metal exógeno e outras podem ser altamente letais. A população atual está mais bem informada sobre o potencial maligno das lesões pigmentadas e esta consciência pode levar muitos a consultar um dermatologista para avaliar lesões cutâneas e, da mesma forma, o doente pode notar uma área de pigmentação aumentada na cavidade oral e procurar uma avaliação do dentista. Esta dissertação da biblioteca delineou os factores que ajudarão o clínico a diagnosticar diferenciadamente as lesões pigmentadas da cavidade oral e pode ser tirada a seguinte conclusão:

- O diagnóstico diferencial das pigmentações orais pode ser longo, particularmente quando a pigmentação é macular e difusa ou multifocal.
- O diagnóstico efectuado apenas com base em dados clínicos permanece "provisório".
- A biópsia é a ajuda útil para o diagnóstico de lesões localizadas, as lesões mais difusas requerem uma história completa e estudos laboratoriais para se chegar a um diagnóstico definitivo.
- Ocasionalmente, podem ser necessárias colorações imunohistoquímicas, como o marcador de melanócitos HMB-45 e o marcador de macrófagos CD68, para chegar a um diagnóstico correto.

# CAPÍTULO 7

Referências:


1) S.N. kumar, T.R.saraswathi. oral pigmentation -a review. jiaomr 2003;15 (1):112-16.

2) Fitzpatrick.t b et al. biology of melanocytes. Capítulo 15; dermatologia em medicina geral.5$^{th}$ edn. Vol 1 Mcgraw-hill press, Londres; 2000.

3) Lewis r.evcrsole.clinical outline of oral pathology diagnosis and treatment third edition-lea and febiger, philadelphia; 1992.

4) Craig L. Hatch. Lesões pigmentadas da cavidade oral. Dent clin n am.2005; 49:185201.

5) Qigek y. A pigmentação normal e patológica da mucosa oral: uma revisão. O jornal da prática dentária contemporânea. 2003; 4(3):1-7.

6) Alan stevens, brain t. Chalk; pigments and minerals, bancroft 4$^{th}$ edi, churchill livingstone publication 2007.

7) Andersons pathology vol.1 9$^{th}$ edi, C.V. mosby company, Londres 1986.

8) C. Guyton Text book of medical physiology eleventh edition arthur. Elsevier inc. Filadélfia, Pensilvânia 2006.

9) David burnett The science of laboratory diagnosis second edition john wiley & sons ltd, Inglaterra 2005.

10) Harper's illustrated biochemistry twenty-sixth edition the mcgraw-hill press,USA.

11) vinay kumar. Robbins e cotran pathologic basis of disease seventh edition elsevier saunders press philadelphia. 2003

12) Fun an hu J. melanocytesa and melanin pigmentation.Soc. Cosmetic chemists 1968 ;( 19): 565-80.

13) Michael m. Wick et al; biochemistry of melanization; dermatology in general medicine 3$^{rd}$ edition; vol i; fitzpatric pg 251-58; mcgraw-hill press, London.2000.

14) Jennifer y. Lin, David e. Fisher melanocyte biology and skin pigmentation (biologia dos melanócitos e pigmentação da pele). Nature 2007; 44(5):843-50.

15) Gun agrup et al. Tricocromos na urina de pacientes com melanoma. The journal of investigative dermatology 1978; 70:90-1.

16) Soudah H.P.& Tilson . Doença de Hht; discussão e relato de caso. Jos 1971; 29: 225.

17) D. Schmid, ch. Liechti, f. Zulli estimulação da síntese de melanina para bronzeamento e proteção sofw-journal 2006; 7:1-7.

18) Sethi, Mieran. Macromelanossomas: sua presença significativamente maior nas margens de um lentigo maligno versus lentigo solar americano. revista de dermatopatologia 2014;36 - (6) 490-92.

19) Fjnan hu, Robert r. Cardell a ultra-estrutura de células de melanoma pigmentado em cultura contínua. The journal of investigative dermatology 1964; 42:67-79.

20) Feller et al melanina: a biofisiologia dos melanócitos orais e a pigmentação oral fisiológica. Medicina da cabeça e rosto 2014, 10:8

21) Miroslawa cichorek, malgorzata wachulska, aneta stasiewicz, agata tyminska Skin melanocytes: biology and development. Postep dermatol alergol.2013;30(1):30- 41.

22) Warwick L. Morison: "Qual é a função da melanina?", Arch Dermatol. 1985;121 (9):1160-63.

23) Yasuhiro matsumoto. lipofuscina pigmentation in pleomorphic adenoma of the palate. oral surgery oral medicine oral pathology 2001;92(3 ):299-3.

24) Menzies, s.w., crotty, k., ingvar, c., mccarthy, w. An atlas of surface microscopy of pigmented skin lesions. Mcgraw-hill book co., sydney, 1996. Reimpresso em 2000.

25) Regezi: oral pathology: clinical pathologic correlations, 5th ed. elsevier inc. St. Louis, Missouri 2008.

26) B.c.decker burket, oral medicine diagnosis & treatment, (10ª edição),. Pmph USA 2003.

27) Martin s. Greenberg burket, oral medicine diagnosis & treatment, (10th edition),pmph-USA, 2008.

28) Por angela c. Chi, douglas d. Damm, brad w. Neville, carl m. Allen, jerry bouquot patologia oral e maxilofacial

29) Gresham t. Richter e adva b. Friedman. hemangiomas and vascular malformations:current theory and management. hindawi publishing corporation 2012:10.

30) Emil sarachev, g. Mateeva Angiosarcoma da cavidade oral journal of imab - annual proceeding (scientific papers) 2006; 12(2)33-34.

31) J. Ji1 & k. Hemminki tumores familiares dos vasos sanguíneos e cancros subsequentes annals of oncology 2007;1:1-8.

32) Belinda k. Bunn diversidade microscópica no sarcoma de Kaposi oral, cirurgia oral, medicina oral, patologia oral, radiologia oral 2013; 115:241-8.

33) kun-ling wu, yang-cheng lee. Leucemia mielogénica crónica associada a sarcoma de Kaposi. j. Chinese oncol. Soc. 2008; 24(4):251-5.

34) Mahnaz fatahzadeh. sarcoma de Kaposi: revisão e atualização do tratamento médico. OOOO 2012; 113:1-15.

35) Velia ramirez-amador. Sarcoma de Kaposi da cabeça e pescoço: uma revisão, oral oncology 2010;46:135-45.

36) Karenantman, Chang Y. Sarcoma de Kaposios. Medical Progress. 342 (14):1027-38.

37) R.Rajendran shafer's textbook of oral pathology (6ª edição) elsevier india, 2009

38) Giuseppe a latino latino et al. Visando o subdiagnóstico na telangiectasia hemorrágica hereditária: uma abordagem modelo para as doenças raras? Revista de doenças raras 2014; 9:115.

39) Marco meleti et al. Pigmented lesions of the oral mucosa and perioral tissues: a Flow-chart for the diagnosis and some recommendations for the management. , oral surgery oral med oral pathol oral radiol 2008;105(5):606-17.

40) Khalid al aboud. Eponímias ligadas a nevos melanocíticos.Our dermatol online. 2012; 3(4): 373-5.

41) Ms hashemi pour. Melanoma maligno da cavidade oral: uma revisão da literatura. Indian j dent res, 2008; 19(1):47-53.

42) Mark A. Hurt. Tipos de melanoma? J.am acad dermatol. 2008; 58:1059-60.

43) Michael krathen. Melanoma maligno: avanços no diagnóstico, prognóstico e tratamento. Semin cutan med cirurg 2012; 31: 45-9.

44) Don Harting. Melanoma maligno. Radiation therapist. 2014; 23(1):51-76.

45) Solmaz niknam leilabadi. Atualização e revisão do tratamento cirúrgico do melanoma cutâneo primário.

Cuidados de saúde 2014; 2: 234-49.

46) Hensin Tsao. Melanoma: das mutações à medicina. genes dev. 2012 26: 11311155

47)    Atlas de estadiamento do cancro da Ajcc, carcinoma da pele, Chicago 2006.

48) Adel Kauzman. Lesões pigmentadas da cavidade oral: revisão, diagnóstico diferencial e apresentação de casos. j can dent assoc 2004; 70(10):682-93.

49) Clifton 0. Dummett. Estimating the epidemiology of oral pigmentation, journal of the national medical association 56( 5) 419-21.

50)    Harjit kaur. Duração do reaparecimento da pigmentação de melanina gengival após remoção cirúrgica - um estudo clínico. j indian soc periodontol. 2010; 14(2): 101-5.

51) Fry 1, Almeyda Jr. The incidence of buccal pigmentation in caucasoids and negroids in britain (A incidência de pigmentação bucal em caucasóides e negróides na Grã-Bretanha). Br j dermatol. 1968; 80(4):244-7.

52)    Jodi b. Cohen. Manchas café-com-leite. Pediatric dermatology. 2000; 66:21-36.

53)    R. E. Billingham. Dendritic cells. j anat. 1948; 82: 93-109.

54) Edith Orion, Hagit Matz, Danny Wolf, Ronni Wolf. O café com leite tem uma tonalidade própria. Dermatology online journal. 2003; 9 (5): 8.

55) L. S. Vagish kumar. Mancha de café com leite: relato de caso. jornal de insights clínicos e de pesquisa avançados 2014; 1: 106-7.

56) Solomon A. et al. melanose dos fumadores numa população nigeriana: um estudo preliminar. O jornal da prática dentária contemporânea. 2007; 8:1-7.

57)    Gloria j., Alvarez gomez. Fumadores invertidos e alterações na mucosa oral Med oral patol oral cir bucal. 2008; 13 (1):e1-8.

58) jong keun seo. Um caso de líquen plano linear pigmentoso. ann dermatol 2010;22( 3):323-25.

59) Wipawee nittayananta et al. Effects of long-term use of HAART on oral health status of hiv-infected subjects j oral pathol med 2010;39: 397-406.

60) Bernard cribier et al. Nail changes in patients infected with human Immuno deficiency virus. Arch. Dermatol. 1998; 134:1216-20.

61) Langford et al. Oral hyperpigmentation in HIV-infected patients oral surgery, oral medicine, oral pathology 1989; 67:301-7.

62) Marcela Kopacova, Ilja tacheci, Stanislav rejchrt, Jan bures Síndrome de Peutz-jeghers: diagnóstico e abordagem terapêutica. World j gastroenterol 2009; 15(43): 5397-8.

63) Ganapathy.n.m m.a.kuttappa anil.m. Amalgam tattoo - a case report. 2008; 20:4448.

64) Buchner a. Tatuagem de amálgama (pigmentação de amálgama) da mucosa oral: manifestações clínicas, diagnóstico e tratamento. Refuat hapeh vehashinayim. 2004; 21(2):19- 22.

65) Camila m.a Leite. HLA-dr e MT na metalotioneína em tatuagens de amálgama braz dent j 2004;15(2): 99-103.

66)    Donald Barltrop. Envenenamento por chumbo. Archives of disease in childhood, 1971; 46:233-5.

67) Goldberg - Revisão dos recentes avanços do chumbo na investigação clínica. Jornal médico de pós-

graduação 1975; 51:747-50.

68)   Pk Nag et al. Mercúrio: Exposur & effects. Nioh news letter 2007; 2(2):1-7.

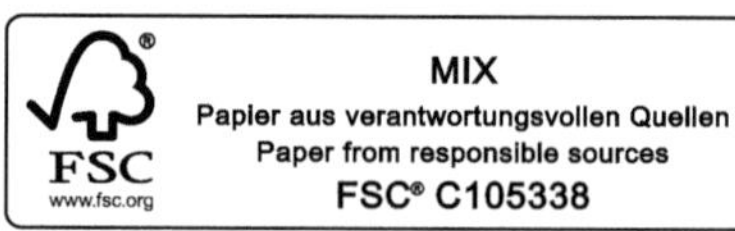



Printed by Books on Demand GmbH, Norderstedt / Germany